躁と鬱

森山公夫
Moriyama Kimio

筑摩選書

躁と鬱　目次

まえがき　009

序　章　問題の提示　015

I

躁鬱病とは何か？　033

第一章　躁うつ病の我執性とスパイラル　034

第二章　三大精神病論とその理念——人間観念の三領域　048

第三章　精神障害とは何か？　060

参考文献　071

Ⅱ　躁鬱病者と「病前性格」　075

第四章　「二つの魂」について　076
第五章　病跡学から性格論への寄与　094
第六章　「二つの魂」と生育史　112
参考文献　120

Ⅲ　発病の構造について　123

第七章　「うつ病発病状況」論の軌跡　124
第八章　わたしたちの躁うつ発病構造論　131
参考文献　145

Ⅳ　病態の構造――躁・鬱スパイラルの形成　147

第九章　「躁うつ病スパイラル」の形成　148
第一〇章　うつ病の三段階　170
第一一章　躁病の三段階　193
第一二章　躁うつ病の分類　209
参考文献　211

Ⅴ　躁鬱病の治療について　213

第一三章　「癒し」としての治療と「柔らかい治療主義」　214
第一四章　柔らかい治療主義の三段階　221
第一五章　「地域医療」（コミュニティ・ケア）について　228
第一六章　症例の検討　231
第一七章　「二つの魂」の統合とスピリチュアリティ　240

参考文献　244
あとがき　245

躁と鬱

まえがき

狂気は人間的苦悩の極北的な姿であり、人の狂気に至る道筋を人間学的に了解しきることは、この困難な現在に生きる人類に必須の課題であると思われる。狂気をめぐるさまざまの生物学的発見は、この了解を基盤に初めて生きてくるのだ。

一九六〇年、わたしは精神科医になったが、この年、日本で最大級の大衆運動と言われた「安保闘争」が全国的に湧き起こった。わたしもその渦中にあって、なぜかこの狂気の人間的了解への想いを、漠たる形でだが、胸中深く反芻していた。思うに一九五〇～六〇年代は、日本をはじめ世界的に希有な経済的高度成長・躍進の時代で、このとき同時に、大きな知の地殻変動が胎動し、七〇年代の革新へとつながっていったのだが、この変動は一方で、世界や自然の理解の拡大へと向かいつつ、他方で狂気の了解という事態へも及び、狂気の人間学的了解作業が学的にも大きく前進しつつあったのである。

当時一般に、関心の方向は統合失調症に向かっていたが、わたしはこの魅力的だがあまりに複雑な病への挑戦をいったん避け、よりまとまった単位に見えた躁うつ病に、まずは研究の焦点を絞ることにした。作業の手がかりのひとつは、人間学的な発病状況論に立つテレンバッハのメランコリー論であり、もうひとつは患者Kさんとの出会いだった。わたしは舞台を都内の晴和病院に移し、約五年半にわたり、躁うつ病への了解作業を続けた。

この努力は、「躁とうつの内的連関について」（一九六六年）、「躁うつ病の人間学的類型学」（一九六八年）、そして「躁とうつの三段階について」（未公開）の三部作として稔った。だが、折からの大学闘争および精神神経学界闘争を主体的に闘っていったわたしは、それまでの自分の学的営為を反省する必要に迫られ、以後しばらく、この方向での研究の継続を自らに封印したのである。

ちなみに、三部作でのわたしの問題提起は、躁とうつとは内的に連関し、それを切り離して論ずることはできず、躁・うつの「混合＝相克状態」こそが躁うつ病の基本的状態で、それは人格に内在する「二つの心」の矛盾がある極限状況に直面して生ずるので、その躁うつの病態はそれぞれ三段階に分かれる、という「両極性」（弁証法的）の視点に立っていた。

二〇〇九年春、体調を崩して、わたしは陽和病院長を辞した。その記念に連続公開講座を開こうと、横山晶一副院長を中心に医局・精神保健福祉士・作業療法士・看護など各職種のスタッフが集ってくださり、実行委員会をつくり、テーマがうつ病と決まった。わたしの初期の研究と「うつ病の時代」という現在の要請とをミックスして考えられたものだった。以後一〜二カ月に一回の頻度で公開講座が開かれたが、四〇年も前に書かれた三部作をひっくり返しながら、その後の新しい知見を盛り込むこの作業は意外に手間取り、次から次へと新しい課題も出てきて、講座は実に年余に渉るに至った。

終了時、わたしはこの皆の努力の結晶である講演内容をなんとか形に残したいと思い、筑摩書房の山野さんに連絡をして書籍化を依頼し、快諾してもらった。

だが、それからがまた大変だった。わたしの遅筆癖もあり、全体をまとめ、文章を直すのにまた年余を要してしまったのだ。スタッフの皆には待ちぼうけを食わせ、山野さんには辛抱を願った。しかしこの期間に、わたしは改めて全構想を練り直し、以前の「躁うつの相克」論を「**躁うつスパイラル**」論として捉え返し、それを中心に躁うつ病論を見直す、新基軸を得ることができた。

このスパイラル論を簡潔に示すと、次のようになる。まず第一に、うつ病も躁病もともに「孤立」と「生リズム障害（不眠）」にはじまる。第二に、うつ病では、関係・価値の「喪失」幻想による「空虚」のさ中から、その回復を求めての絶えざる「手遅れ的焦燥」が、ないしは絶望の挙句の「深淵への墜落」が、無限の連鎖をなす。他方、躁病では、関係・価値の「獲得」幻想による「悲壮な多幸」から、その獲得実現にむけての絶えざる「先取り的焦燥」が、ないしは歓喜の挙句の「天空への飛翔」が、やはり無限の連鎖をなす（これら連鎖をここでは、「狭義の躁うつスパイラル」と呼ぶ）。

そして第三に、この連鎖は悪循環をなし、さらなる生の「疲弊・興奮」を呼び、それにより事態はさらに悪化し、躁うつ病像が拡大再生産されてゆく。

ところで、このスパイラル論から精神病的世界を了解するため、狂気において「意味連続性（了解性）が**切断**」されるとする古典精神病理学の説を改変し「**意味連続性が転調**」するのだ、と捉え返した。われわれのめざめから夢への転換において、意味連続性は切断されるのでなく転調し保たれているわけだが、同様に躁うつ病ないし精神病全般における妄想世界の成立や、いわゆる変性意識状態の出現も、意味連続性の転調と見ることができるのだ。そしてこの狂気への「転調」は、人生体験のある種の極限状況で、「孤絶」と「生リズムの崩壊」を機に生ずると考えた。

最後に、この躁とうつのスパイラル運動は、そもそも元来の人格構造に根ざし、とりわけ躁うつ病者に顕著な「理想我と現実我」という「二つの魂」の両極的相克に根ざすこと、治療は最終的にはこの理想我と現実我の和解として、人間的再生・転回として成立することが提起された。

こうして難産の末に生まれたこの『躁と鬱』は、私の躁うつ病論の集大成であり、現在の躁うつ病論への問題提起となりうることを期待したい。なお、本論はまずはテレンバッハのメランコリー論を踏み台とし、その双極論への改変を試みたもので、ドイツ古典精神病理学の成果を踏まえて、精神病理学の現代的再生を願いつつ、それを通して躁うつ病という人間的狂気の究極的了解を図ったものであることを強調しておきたい。

本書は一二年前に書かれた拙著『統合失調症』(ちくま新書、二〇〇二年)の姉妹編でもある。当然、その内容を前提としており、またそこで未展開の点を展開したところもあり、彼著を参考にしていただけるとありがたい。なお、前回の新書と異なり、今回「選書」の形をとったのは、こちらが専門書と一般書の間に位置づけられる器であり、より書きやすいだろうとの山野さんの配慮に従った。

「うつ」の表記は、書名および大きな見出しに「鬱」を用いたが、あとは基本的に「うつ」と表記することにした。そもそも「鬱」は鬱蒼たり鬱勃たる勢いを示しており、かつ躁鬱の両極性を示すに格好の趣があり捨てがたかったが、最終的には現在における一般的用法に従うことにしたのである。また各編巻末には参考文献をあげ、必要時の参照に資すよう心がけた。

序章
問題の提示

1　精神医療変貌の半世紀

一九六〇年春、日米安保闘争が広範な大衆運動を引き起こし、それが頂点に達したとき、わたしは精神科医となった。その後、日本資本主義の高度成長時代が続き、やがて一九六八年の熾烈な大学闘争を経て、若手医師運動は燃え上がり、日本精神神経学会の改革運動に至った。

いわばその延長上で、八四年に「宇都宮病院事件」が起きた。従来患者への人権侵害により名を轟かせたこの巨大精神病院が、元在院者により告発され、マスコミや国会でとり上げられることで世論を震撼したのである。これにより、日本の精神病院の劣悪な処遇が初めて社会問題化し、さらには国際問題化して、やっと厚生省（当時）が動き、精神障害者の劣悪な処遇の源泉だった旧来の「精神衛生法」が大幅に改正され、八八年、新たに人権擁護をうたった「精神保健法」が成立した。

以後、精神障害者の処遇改善をめざす法改正が続き、とりわけ九五年「精神保健福祉法」の成立で、法の基本理念にノーマライゼーションが入り、大きな変化が生じた。こうして日本の精神科医療は徐々に変わってきたが、こうした改革運動は、直接的には「精神分裂病」(二〇〇二年「統合失調症」に改名)の名の疾病を中心とした処遇に関連していた。

うつ病ないし躁うつ病問題も、この半世紀間、大きな変貌を見たが、それは上記の運動と並行しながらも独自の動きを示してきた。わたしが精神科医になった頃、精神科医の臨床的・研究的関心は、統合失調症とてんかんに集中しており、躁うつ病は辺縁的な問題だった。わずかに東京女子医大の千谷七郎教授が、生のリズム障害説に基づく汎《はん》躁うつ病論を展開して「千谷学派」と呼ばれたが、その論の独自性もあり、周囲からは孤立していた。

この状況は全国的にもほぼ同様で、躁うつ病を究めようとする者は、孤立を託《かこ》っていたといえよう。ところが、とくに一九六〇年代末から七〇年代にかけて急速に「うつ病論」が盛んになり、特定の盛り上がりを見せた。この期の論議の中心はテレンバッハの病前性格論・発病状況論で、関連して下田光造の執着性格論、それとクレッチマーの循環性格論が問題となり、「病前性格・発病状況」という視点から精神病に迫ることで、従来の硬い精神病論の最終的な壁だった「内因性」論に穴を開け、精神病を了解可能の道へともたらそうとする人間学的気運に満ちていた。これが現在いわれる「古典的うつ病論」である。

ところで、この頃から躁うつ病問題は、さらに大きく急旋回した。気がついたとき、躁うつ病ないしうつ病をめぐる状況は、大きく変わっていた。この旋回点をここでは一九九五年とする。

いま改めて感慨深いのは、一九六〇年代末以後の日本社会半世紀の激変ぶりである。とりわけバブル崩壊後の九〇年代後半以後、リストラの大きな蠢《うごめ》きの中で伝統的共同社会は決定的に崩壊しはじめ、格差社会化は拡大し、職場でも地域でも共同性の崩壊は著しい。一方、核家族化も極限まで進み、ＩＴ機器の生活への侵入も相まって、人間の孤立化はとことん窮まってきた。また二四時間コンビニの進出やテレビなどの二四時間営業をはじめ、人間の生活リズムの浸蝕も著しい。人の心は蝕まれてゆき、本格的な「心の病」の時代をわたしたちはいま、生きている。

ここで「躁うつ病」にこの心の病を代表させ、その変貌に四つの視点から迫ってみたい。

2　現在の躁うつ病問題のありか

躁うつ病患者が急増した

うつ病が増えている。すでに一九七〇年代後半から全国的に、総合病院精神科を訪れるうつ病患者が増え始めたといわれていたが、とりわけ九〇年代後半からその数は確実に急増した。厚生（労働）省調査によれば、うつ病・躁うつ病（気分障害）の診断で治療をうけている推定患者数は、一九九六年に四三・三万人、九九年には四四・一万人だったが、二〇〇二年に七一・一万人へ、さらに二〇〇五年九二・四万人、二〇〇八年一〇四・一万人へと倍増した。ただしこの急増の背景に、うつ病診断の曖昧化と製薬会社の宣伝効果が指摘されている。

とりわけ九九年に日本で正式に新抗うつ薬「ＳＳＲＩ」（選択的セロトニン再取り込み阻害剤）が認可・発売されてから、患者数の著しい上昇と、新規抗うつ薬の売上げ急増（従来の年間百数十億円が、一気に一千億円台に到達した）とが同時進行し、製薬資本と精神科医の結託によるうつ病の「疾患喧伝」で疾患概念が拡大適用された結果だと、厳しい批判がある（1）。いずれにせよ、この医療供給側の構造変化と社会構造の激変とがあいまって、うつ病患者数急増の因となっているといえよう。

一方この日本で、一九九八年以降一〇年以上にわたり、自殺者三万人超という深刻な事態が続き、その主因にうつ病があると推測され、自殺対策上も重視されて、うつ病は二重の社会問題とされてきた。こうした事態を重視して厚生労働省は二〇一二年、精神疾患を五大疾病の一つに認定し、国家的対策を考えるに至った。

こうしてさまざまな問題はあるにせよ、明らかに躁うつ病は増えており、事態は深刻である。

病名の変更と病像の変化

一九八〇年のＤＳＭ－Ⅲの登場（後述）で、ＤＳＭ－Ⅱ（一九六八年）での「感情障害」が「気分障害」に改訂され、これが国際分類基準であるＩＣＤ－Ｘに引き継がれた。そして、これを日本にも公式に導入することを厚生省（当時）が決定した。これは躁うつ病にとり、ひそかな大事件だった。従来ドイツ伝来の古典的精神医学で、「内因性疾患」と硬く位置づけられてきた躁うつ病が、あっさりと「気分障害」へと変更されたのである。ここで、この病への偏見が半減されることになった。だが反面、この還元が上述の診断の安易な拡大を招いたことも確かである。

これと関連して、病態の時代的変化の問題が浮かび上がってきた。一九七〇年代後半から、躁うつ病患者をめぐる病態の変化を臨床家は感じとっていた。以前のまじめで物腰の穏やかな、律儀なうつ病者の人格像が変わり、自己主張が強まり、律儀さが減り、攻撃性が目立ってきたと感じられたのだ。すでに一九七七年、大原健士郎は専門家へのアンケートをもとに病態の変化を、①症状の軽症化、②不純型の増加、③慢性化、と捉え、翌七八年には宮本忠雄がこれを受けて、①未熟型、②仮面型、③遷延型の増加、と捉え返した(2)。

実際の症例研究にもこの時代的変化は現れた。「逃避型うつ病」（一九七七年、広瀬徹也）、「退却神経症」（七九年、笠原嘉）、「現代型うつ病」（九一年、松浪克文）、「未熟型うつ病」（九五年、阿部隆明他）、「ディスチミア親和型うつ病」（樽味伸）など、現在「新型うつ病」と呼ばれている新たなうつ病群の系列の報告が相次いだのである。これらはいずれも、自己中心的・自己愛的・未熟という負の評価にまとわれ、出社は拒否するが好きなことには精を出すといった行動特徴がある、ともされた。

時を経てわたしは二〇〇八年、うつ病像の現在的な変化を「軽症化・心理学化・非定型化」の三点にまとめた（3）。ここで「軽症化」は、家族や社会構造の共同性の脆弱化の中で、重症には至らず、といって治りやすくもない状態が浮遊する傾向をいう。また「心理学化」は、そうした状況からうつ病を以前のように原因不明としてでなく、「ストレスによる」と心理的に考えるようになってきたことで、「非定型化」は前述のような病像変化が目立ってきたことである。一方、高岡健はその変貌を、「軽症化、混合状態、非定型化」と特徴づけた（4）。

こうした「新型うつ病」の出現は、実は他ならぬ「日本人像」の変化を提示しているといえよう。一九八〇年ごろ若者像が変わり、「新人類」の出現と喧伝されたことがある。確かにこの頃から日本人の表現型は大きく変わり、新型うつ病の登場はこの現象の反映とも見られる。むしろ今わたしたちが真に問うべきは、新型と旧型の違いを超えて、本来うつ病ないし躁うつ病とは何か、でなくてはならない。さらにはここで、実は躁うつの内的関連が問われているのであり、近年の「双極性スペクトラム」概念の興隆とも関連して、躁うつ病研究の新次元の訪れを告げると見てもよい。いずれにせよ今、躁うつ病像は根底的に問われているのだ。

躁うつ病「原因論」の変化

伝統的医学を引き継ぎ、躁うつ病の成因を大脳の生物学的変化に求める傾向は、現在なお主流を占めている。とりわけ薬物療法研究に基づくモノアミンなど脳内伝達物質の異常説が主流で、一九六〇年代から八〇年代にかけて隆盛を極めた。だが九〇年代以降、それは「塩漬け状態」で

「暗礁に乗り上げている」と、野村総一郎の総説をもとに八木剛平は説く(5)。そもそも一九六〇年代に登場したノルアドレナリンとセロトニンの欠乏説はやがて証拠不十分で破綻し、ついで提唱されたモノアミン系受容体機能異常説も「病因」ではなく、「病因により生じた歪みを正すためのフィードバック機構の結果」の可能性が強く、モノアミン系は非特異的な回復因子の一つに過ぎないのでないか、と八木は説く。

ところで八木によれば、一九八〇年代以降はむしろ、コルチコール増量説と「視床下部・下垂体・副腎系」の活動昂進説や、さらに「免疫系と神経ペプチド」の変化の研究が進んできた。一方最近では、PETやSPECTの脳内動態検査による血流変動や糖代謝率の変化が発見されてきた。だが、これらはいずれもストレスに際しての非特異的な機能的な生物学的変化である。かつて支配した大脳の特異的障害説がこうしていま、非特異的なストレス性機能障害論に席を譲ってきたのは重大な変化と見るべきである。

だがいずれにせよ、精神の病が脳内物質の異変に還元されてしまうことはありえない。躁うつ病者の病気に至る過程を了解的に再構成する作業は、治療上も学問上も基礎というべきだが、まだ十分になされていない。いま真になされるべきは、まずこの人間学的了解の作業を積み重ねながら、心身両面の変化の相互関係を明らかにすることである。

「薬物治療の支配」とそのゆらぎ

一九五六年、イミプラミンの抗うつ作用が認められて以降、うつ病の薬物療法は精神科領域の主流を担い始め、かつての電気ショック療法に取って代わった。こうして第一世代抗うつ薬（三環系抗うつ薬）、第二世代（四環系が中心）、そして第三世代（ＳＳＲＩ、ＳＮＲＩ）へと移りゆきながら、薬物の治療的主導権はゆるぎなくなっていったと見える。

とりわけＳＳＲＩ、ＳＮＲＩなど「新薬」発売の全盛期には、「薬がうつ病を治す」という潮流が支配的のようになった。アルゴリズムに従い、次から次へと薬を繰り出し、それで無効だと「難治性うつ病」と診断されるか、または患者自身が見切りをつけて別のクリニックに行く。ところで最近、この薬ブームが一段落し、抗うつ薬の有効性は確かとしても、その効力やうつ病への治療的特異性について疑義が生じ、また躁転など副作用の危険が強調されるようになった。躁うつ病への薬物療法が基本的に見直されるべき反省期にきていることは確かである。

一方で治療思想における転換が萌し、「自然治癒」思想の復権や、「回復」（レジリアンス）論の登場など、新たな展開を期する動きが出てきた。また薬物療法以外のさまざまな「治療法」が後出のように登場してきている。いわゆる精神療法では、認知行動療法・対人関係療法その他が続き、さらにさまざまな「リハビリ」的方法や代替的療法が出てきている。

他方では、修正ＥＣＴ（電気痙攣《けいれん》療法）から磁気療法その他、さまざまな生理学的治療法や運動療法が、いずれも「有効性」を示している。こうした多彩さはむしろチャンスとも考えられる。わたしたちはここで改めて躁うつ病治療を抜本的に見直し、あるべき原理を明確にすべきだろう。この問題は最終編（Ⅴ）で改めて論じたい。

3　躁うつ病患者Kさんとの出会い

わたしがKさんに出会ったのは三〇歳頃、まだ若い精神科医だった。ほぼ同年齢の彼の語る病の足跡にわたしは心から共感し、彼もまた胸襟を開いてくれた。彼からわたしは、躁うつ病を人間的に理解する基礎を学んだ。わたしが学びえたものを広く伝えたい（6）。

【症例K】

［生育歴］第二次世界大戦開戦の直前、満州で同胞四人の末子に生まれた。父は海軍将校で、彼の生後半年で内地に戻り、住まいを転々とし、最後にY市に落ち着いた。小・中は「神童」と騒がれたが、小三で転校し、直後いじめに遭って一週間、隠れ休みをした。また中学二年の正月、急に「死」を考え、半月ほど恐怖に怯えた。

県内の進学高校に首席で入学。高一時、全校テストでトップとなる。だが高二の初め頃、皆からの優等生視と自身の優等生的体質に反発し、勉強を放擲してサッカーを始め、受験勉強も怠り、その結果大学受験に失敗。この間も彼は人気者で、皆から一目置かれていた。
浪人中も彼は勉強より小説などの読書に耽り、翌年第二志望のY大学経済学部に入学。ここでは学生運動のリーダーとして活躍した。それで一年間留年したが、友人の信望も厚かった。大卒後、高校時代の音楽教師と恋愛結婚。経済雑誌社に記者で入社した。勤務ぶりもまじめ、几帳面で意欲的で熱心、遅いがよい仕事をした。翌年男子が生まれる。
〔**性格**〕本人によれば、元来明るく責任感が強く、辛抱強く律儀。非常に図太いところがあるが、反面内向的で気が小さくクヨクヨしやすい。自分でも二重人格だと思っていた。仕事熱心で几帳面なため、仕事は遅れがち。強情な面もあるが謙虚でもあり、考え方が常識的である反面、常識的である点に反発する。妻・友人の評価もほぼ同様である。
〔**現病歴**〕入社三年目の春からなんとなく物事がしっくりいかなくなった。仕事には自信をもってきたが、妻が勝気で姉さん女房であることが不満で、家庭生活にもズレを感じ始めた。高揚気分が続き、酒を飲み歩き、朝帰りをしては妻に嘘をつくようになった。友人たちに借金して飲み、給料を家に持ち帰らない。七月には妻もおかしいと感じた。家ではイライラし、子どもを怒鳴る。一一月末、借金がばれ、妻や友人から詰問されたが本人は「黙って見ていてくれ」というのみ。その後、劣等型不調の状態が出てきたが、勤務は続けていた。一二月末には借金がさらに増えるが、本人はしきりに「一人にしてほしい」、「山で一人になりたい」と繰り返す。翌年一月には労組の委員長に選ばれた。彼は捨て鉢に「とことんやろう」と決意する。

仕事に対してもやけ気味に意欲を燃やした。ほとんど徹夜の連続で家にも帰らず、ますます激しく飲み歩く。五月の給料日には二週間家を空け、「会社も組合もやめる」とか、妻には「別居して土方になる」などいう。六月の給料日後は九日間行方不明になり、会社へも自宅へも連絡を断ち、連日飲み歩いては駅のホームやガード下に野宿した。

家族・友人が相談して精神科受診を具体化し、一〇月に精神科入院となる。

〔入院時状態〕 憔悴し切った様子で、青白く生気のない表情。医師には率直に語ろうとする。「頭に幕が張られたみたい」、「考えがまとまらない」、「脱出したいとときどき思う」などを訴える。

〔入院後の状態〕 Kさん自身は、周期的に変化する自分の状態を、「劣等型不調」・「低調」・「優越型不調」・「高調」・「好調」・「普通」の六つに分け、とくに以下の四項目について、次のように述べた（二七ページ、表1参照）。

イ、「劣等型不調」について

入院当初、Kさんはうち沈み、孤立がちで、しきりに「劣等感」を訴えた。

「ちょっとした看護婦や他の患者の態度がきっかけでガックリし、皆から切り離されたように思います。看護婦さんを探してもいないとか、患者とマージャンをと思っても誰もいないときで、その気持ちは過去の生活や将来を考えたときにも起きる」

「それが嵩じると、皆と自分は世界が違うと感じます。すると〈負け犬根性〉が起きる。社会的にも家族的にも敗北してしまったという劣等感ですね。かと思うと、逆に優越感が生じます。極言すれば天才は孤独であるみたいな。実はこの劣等感も優越感も、裏表なのです」

「そうした過去や将来に対する考えがちょっと頭に浮かぶと、それがグルグル連鎖反応を起こして、迷路に入ってしまう。そういう頭を叩き、他患に話しかけたりして注意をそらす。ほんの些細な隙間から風が入ってくる。目はテレビに向けていても一瞬心が空白になり、そうなると考えが正常に発展しない。肉体的にも気持ちが悪くなり、吐き気がし、腰の回りがモゾモゾする。文字通り〈居ても立ってもいられない〉という状態でイライラし、不安を伴った敗北感と被害者的優越感が交互にめぐる」

「入院前、そういうときに酒を飲んだり、他人から離れたりしたんですね」

「死にたくなるのは、イライラが強くなったときと、逆に物事の清算のめどがつきそうになったとき、自分のしてきたことへの自己嫌悪が起きて、です」

ロ、「低調」について

「イライラの果てにやってきます。ボーっとしてなにをする気にもなれない」

「野宿を繰り返し、乞食のような気持ちでいるとき、飲み過ごして駅に行き、刻々と終電車の時間が近づいているのが分かっても、ボーっとして乗る気になれない」

「でも真の絶望に沈むことは一度もなかった。どこか一、二パーセントでも希望をもっている。対人関係で行き詰まっても、ふと〈誰かが手をさしのべてくれるんじゃないか〉と思う。そう

表　1　（患者自身による）

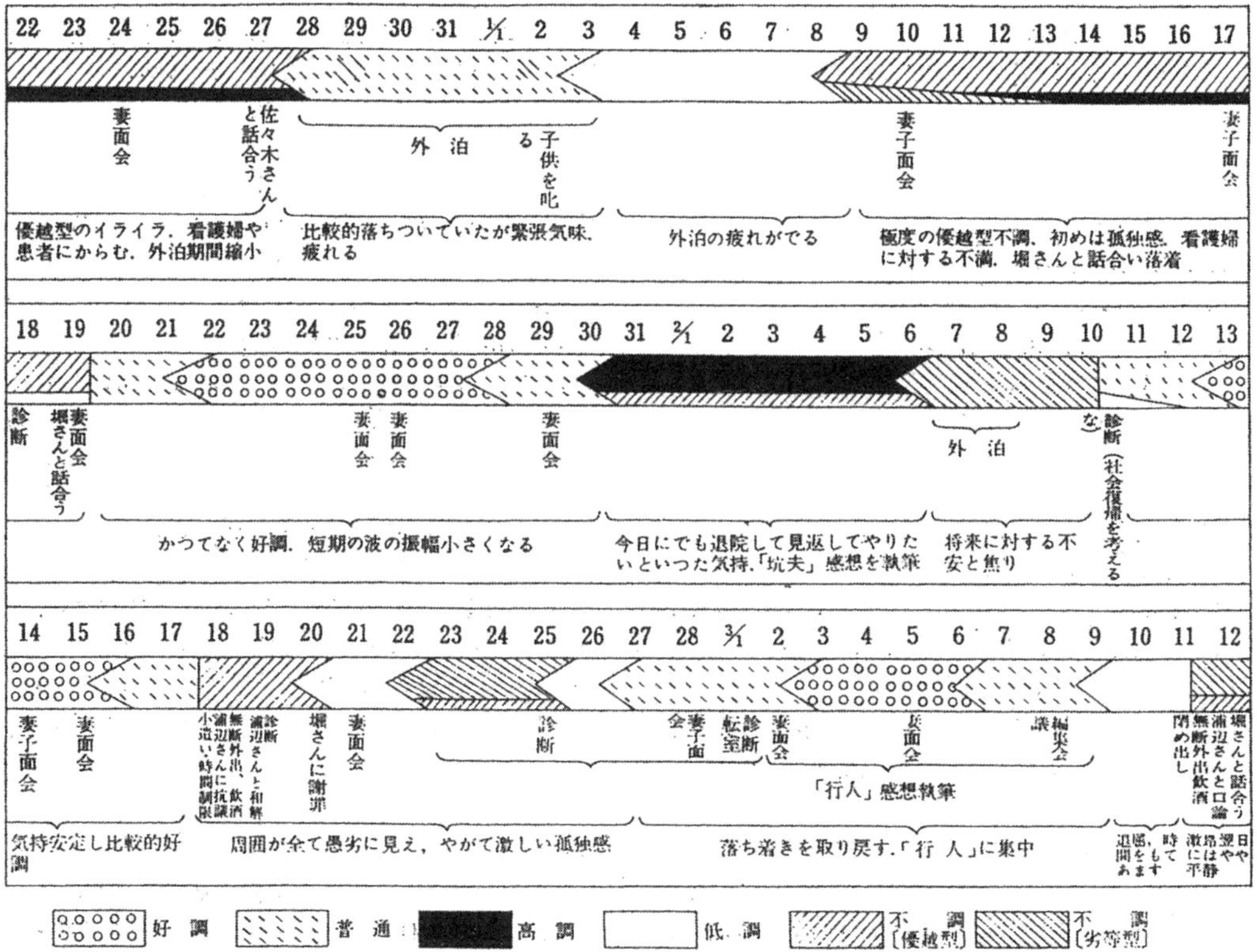

22 23 24 25 26 27 28 29 30 31 1/1 2 3 4 5 6 7 8 9 10 11 12 13 14 15 16 17
妻面会
佐々木さんと話合う
外泊
子供を叱る
妻子面会
妻子面会
優越型のイライラ．看護婦や患者にからむ．外泊期間縮小
比較的落ちついていたが緊張気味．疲れる
外泊の疲れがでる
極度の優越型不調．初めは孤独感．看護婦に対する不満．堀さんと話合い落着
18 19 20 21 22 23 24 25 26 27 28 29 30 31 2/1 2 3 4 5 6 7 8 9 10 11 12 13
診断
妻面会
堀さんと話合う
妻面会
妻面会
妻面会
外泊
診断（社会復帰を考える）
かつてなく好調．短期の波の振幅小さくなる
今日にでも退院して見返してやりたいといった気持．「坑夫」感想を執筆
将来に対する不安と焦り
14 15 16 17 18 19 20 21 22 23 24 25 26 27 28 3/1 2 3 4 5 6 7 8 9 10 11 12
妻子面会
妻面会
診断
浦辺さんと和解
無断外出，飲酒
浦辺さんに抗議
小遣い時間制限
堀さんに謝罪
妻面会
診断
妻子面会
診断
転室
妻面会
妻面会
編集会議
「行人」感想執筆
閉め出し
無断外出飲酒
浦辺さんと口論
堀さんと話合う
気持安定し比較的好調
周囲が全て愚劣に見え，やがて激しい孤独感
落ち着きを取り戻す．「行人」に集中
退屈，時間をもてあます
翌日やや激昂には平静
好調
普通
高調
低調
不調〔優越型〕
不調〔劣等型〕

いう気持ちで酒に逃げ、酒を飲み続けたのです。真に絶望に沈んでいたら、酒はやめていました。憂うつは自分の身勝手な論理からなる、と常識的な自分は思う。その常識が絶望の底に沈むことを馬鹿らしいと思わせ、ストップをかける。この常識的な面はいやらしいところがあり、保守的で創造性がなく、八方美人的で皆に迎合しようとする」

ハ、「優越型不調」

入院約一カ月半後、それまでの沈みがちの状態から転じて、怒りっぽくイライラし、他患やスタッフに「からむ」のが目立ってきた。これが「優越型不調」で、「皆と一緒に行動しても、喜怒哀楽の情が皆と少しずれているみたいなんです。その〈場〉に感情がそぐわない。そうすると、例の優越感と劣等感の相克が起こる。入院当初は基調として憂うつ、つまり劣等感があり、その上に優越感がのっていた。今は逆で基調的には〈皆が阿呆に見えて仕様がない〉という気分です。すると気負った状態になり、まわりに当たり散らしたり衝突したりする。バレーボールをしてもふざけている者がしゃくにさわり除外しようとし、駄洒落をとばす者につっかかる。些細なことで誰かを怒鳴り散らす。相手のために怒るというより〈徹底的にいじめてやろう〉という底意地悪さで、それを通じて〈皆に復讐してやる〉という気持ちです」

「入院前はこの状態が続き、借金で不義理がかさんでも皆が阿呆に見え、天才は孤独だという悲壮感がありました」

ニ、「高調」について

「優越型」と「高調」とは移行する。

「優越型とは別に感情の昂ぶりがあります。優越感が出てくる前やその結果出てきて、優越感は対象を意識したときに出るが、それは対象を意識しないときです」

「ひどい感情の昂ぶりは往々、低調の前に起きます。高調は低調に転化します」

「それは常に悲壮感に伴われている」

「子どもの生まれた翌年から物の考え方が異常で、神秘的な妄念に駆られ、自分の予測や思いつきがなんでもズバズバ当たると思っていた。面識もなく名前だけ知っている人を、ある晩終電車時にそれらしき人がいたので尋ねたら当たった。猛烈な自身過剰、エキセントリックな見方でした」

4　Kさんの提起したもの

Kさんの「物語り」には躁うつ病の基本的問題が潜むが、ここで五点にまとめてみる。

第一は診断である。本来は律儀で信頼できる人柄という点も参考にしたが、基本的には彼の体験が、「自分は社会の負け犬だ」の劣等感と、「自分は孤独の天才だ」の優越感という自我をめぐる思い、つまり「微小念慮」と「誇大念慮」の両極に収斂し、関係妄想的方向への発展は少なかったため、わたしは彼を「躁うつ病」と診断した。

第二は、Kさんは「二つの矛盾する心」があると強調した。躁うつ病者にとってこれは核心的問題で、発病の源をなしている。これは家族論・生育論・性格論を覆う。後に詳述する。

第三は「発病の構造」の問題である。Kさんの場合では社会人となり、結婚して子どもも生まれ、仕事に自信をもち始めた時期が危機だった。この意味を問うには、テレンバッハのうつ病発病状況論をさらに超えた視点が必要となる。

さて第四が、「病態の構造」であり、ここで問題は多岐にわたる。まず、

1、「躁うつ発病と孤立」…Kさんが訴えたのは、まず今いる場から切り離されたと感ずると、それがさらに「自分は皆と違う世界に生きている」感じ、つまり人間の「共同性からの疎外」に至ることだ。こうして「負け犬」（うつ）と「孤独な天才」（躁）の混在・相克が始まる。「疎外」こそが、発病の出発点である。

2、「生活リズム」の崩壊…発病時彼は、「皆としっくりいかない」との萌芽的孤立感から毎晩酒を飲み歩き朝帰りする、という生活リズムの乱れと睡眠障害が目立った。彼は「孤立する」悪夢にうなされ続け、入院当初はそれが嵩じ、夢かうつつか判然としない状態にしばしば襲われた。こうして、「孤立化～生活リズム崩壊」→「うつ的劣等感と躁的優越感の出現・両者の相克」→「孤立化～生活リズム崩壊の拡大」という悪循環が作られていった。

3、躁うつの「混合状態」から「スパイラル」へ…わたしは躁うつ病についての第一論文で、Kさんのうつ的劣等感と躁的優越感の悪連鎖の訴えから躁うつの「混合状態」を論じ、この「混

合」とは実は躁・うつの「相克と移行」で、心的な上下の弁証法が硬化した結果だと述べた(6)。そしてこの相克・移行は躁うつ病の基底的状態で、「深淵」としてのうつや「絶頂」としての躁はむしろその極限状態と考えた。今回わたしはこの「相克・移行」の悪循環を「躁うつ病スパイラル」と捉え返し、そのダイナミズムが、躁うつ病像をつくり出し、それを螺旋状に重症化させる動因だと考えるに至った。これが本著の中心課題となる。

4、躁とうつの「病態の構造」…Kさんは自ら、自分の病の重症度を分けた。わたしはそれに示唆され、第三論文(一九六八年)では、躁とうつとがそれぞれ軽症・中等症・重症の三段階をもち、それが睡眠障害および孤立度の深化と比例して進行することを検証した(7)。

第五が「治療の構造」である。Kさんのうつ病は薬物療法では尽くせないさまざまな人生上の課題を含み、とりわけ「生き方」の問題が必然的にからんでくる。つまり、躁うつ病が治るとはどういうことかという根源的問題を問うている。これは最終編の課題である。

I

躁鬱病とは何か?

第一章
躁うつ病の我執性とスパイラル

冒頭にも述べたが、うつ病も躁病も定義は実は不明確で、通常の憂うつや歓喜との違いすら明らかでない。わたしたちは改めて、躁うつ病の本質をどう捉えるかを問わねばならない。

1　躁うつ病は「気分障害」か？

国際的教科書ともいえるＩＣＤ－Ｘは、躁うつ病の病名を「気分障害」へと転換した。だが、この転換は果たして正しいだろうか。

これまでわたしが「気分障害」概念をあえて用いず、「躁うつ病」の名にこだわってきたのは、「気分障害」概念が妥当でないと考えるからである。この理由は、すでにわたしの前著『統合失調症』でも述べておいた（8）。そもそも気分（mood, Stimmung）とは、生命体と環界との基底的関係を表わし、そのため情態的であるとともに認知的（了解的）かつ欲動的でもある。そして、すべての精神障害はこの基底関係の障害に根ざしており、それゆえ、躁うつ病に限らず、あらゆる精神障害の根底にはこの「気分失調（障害）」が存在するので、気分障害を特定の疾患の特異的症状と見なすことはできないのだ。

このように、あらゆる精神疾患に気分障害はあるが、逆に躁うつ病は単なる「気分障害」には還元されない。例えば、うつ病でも、ある観念への「とらわれ」から妄想への移行が問題になり、気分だけでなく了解（認知）や欲動の全体が同時に問題になる。躁病でも同様である。ちなみにベックらの認知行動療法は、うつ病が認知の歪みに由来するとして精神療法を行い、その有効性を承認されている。認知のみが優先するかは別にして、うつ病気分説を排している限りにおいて、これは正しいといえる。

確かにドイツ古典精神医学でも、躁うつ病を感情病とする説は主流で、とくに精神病理学者として躁うつ病の気分障害の特異性にこだわったのが、クルト・シュナイダーだった(9)。彼は、健常人にも見られる反応性の気分変調や基底抑うつの他に、循環病者に特有のものとして「生気的抑うつ」を挙げ、それを「限局したあるいは瀰漫《びまん》性の身体的感情」と捉えた。だがこの規定は、彼自身認めるように狭すぎる。これを示さないうつ病者は大勢いるのである。

こうして、躁うつ病を気分障害に還元する試みは基本的に失敗している。それは気分障害でもあるが、認知・欲動の障害でもあるのだ。

2 躁うつ病に特異的な症状――「三大妄想（微小妄想）」と「誇大妄想」

躁うつ病の本質を解く鍵は、躁うつ病に特異的な中核症状をどう捉えるかにある。以前わたしは、統合失調症の本質を解くために、「関係妄想」をその特異的な中核症状と捉え、それを個人と共同社会との間の軋轢《あつれき》の象徴と考え、統合失調症を自己と社会の軋轢・葛藤に根ざす精神病として、その理念型を構成することを試みた（7）。この方法は精神疾患の理念型を構成する上で基本的に正しいものと考えられ、今回同じことを躁うつ病についても試みたい。

ではまず、うつ病に特異的な中核症状はなにか？

うつ病の特異的症状を、「うつ病の三大妄想」と呼ばれる「罪責妄想」（Versuendigungswahn）、「貧困妄想」（Verarmungswahn）、「心気妄想」（Hypochondrischerwahn）に、またはその総称としての「微小妄想」（Kleinheitswahn）に求めることには、ほぼ異存はないだろう。他方、躁病では「誇大妄想」（Groessenwahn）が特異症状に相当する。念のため、これら妄想の定義をペーテルス（Peters, U.H.）の『精神医学と医学的心理学辞典』から訳出しておく。

まず、「罪責妄想」は「重い（道徳的）罪を負い、そのゆえに当然相応の罰を受けねばならない、という病的確信」である。また「貧困妄想」は、「全く零落し、罪のため罰を科せられ、また家族の経済的破綻に直面しており、一族が路頭に迷わねばならないという、うつ病者の妄想念慮」

をいう。そして「心気妄想」は、「重篤ないしは立証不能な不治の病気に罹っているという、妄想的で、かつ明白な反証にもめげない確信」である。一方、「微小妄想」は、「抑うつ者に現われる妄想形成の古い総称。……ミクロマニーが微小妄想の部分現象として現われる」。さて誇大妄想は、「自らを高しとする強い傾向をもった妄想的認知で、多くは論理的に閉ざされた体系の形にある。統合失調症、躁病、妄想的発展に現われ、特に進行性麻痺における発揚形では際限がない」とある。

ここではまず、うつ病に限定し、この三大妄想をどう了解するかを課題としたい。ここには先行する多くの議論がある。例えばヤスパースは、罪責が過去を問い、微小は現在の自己評価で、貧困は未来の予測である、と捉える。一方、シュナイダーは、これらうつ病妄想は人間の「原不安」が精神病により露呈されたもので、心にまつわる不安、身にまつわる不安、そして生活上の必要をめぐる不安という人間の憂慮が、単に露呈されたのだという。

3 うつ病妄想およびうつ病性格の「我執性」

ここでまず、これら妄想がいずれも自己自身に関係し、「駄目な自分」に収斂してゆく点を問題にしたい。罪責妄想は、取り返しのつかぬ悪をなした自分を責め続け、貧困妄想は、自分の愚かさから自分や自分の身内が破滅するという思いこみに喘ぐ。また心気妄想は、自分の身体が取り返しのつかぬ病に冒されたと苦悶し自責する。いずれも、テーマは自分ないし拡大自己に収斂し、他人は「他者一般」として影のような存在に化している。なお、前掲症例のKさんでは、うつ状態を「劣等型不調」と呼び、皆からの疎外の中で負け犬根性に陥り、逆にまた「天才は孤独だ」と優越も感じる悪循環にある。ここでも、他人は個性のない「他者一般」に化し、それを背景に、負け犬や天才に変幻する自分が主題になる。

つまり、うつ病では「妄想」ないし「念慮」のテーマが、患者自身の駄目さとそれへの自責に収斂してゆくことを特徴とする。この問題は、実はこの日本ではすでに木村・宮本らにより熱く議論されてきた。

まず、木村敏は論文「うつ病と罪責妄想」で、罪責妄想からうつ病の特異性に迫ろうとした(10)。

そもそも罪の意識一般は「とりかえしのつかぬ」という時間性を持つが、うつ病の根源的な気分状態の時間性も「とりかえしのつかぬ」の構造をもち、そこに罪意識が発生しやすい。だが、「とりかえしのつかぬ」点は心気主題も貧困主題も同じで、だからうつ病の「三大妄想」は等根源的である。ただ主題の選択が、ヤンツァーリクが説くように、元来勤勉でその活動が所得と直接結びつく職業の人では貧困主題が出現しやすく、過度に心配性で知的分化度の低い人は心気主題を示しやすい。また、心的分化度が高く情緒的感受性にすぐれ、責任感が強く、周囲と同調的で自分より他人を先に考える傾向があると罪責主題に傾く。

ところで、この「とりかえしのつかぬ」が、主題に自己の健康・経済および倫理的価値を選択するという事実は、うつ病者をつらぬく基本傾向が「自己保存欲求」や「自己世界の保持」であることを物語る。それに対し、統合失調症では「自閉症と被影響体験」が基本症状で、これは共同世界での個別化の危機を意味する。したがってうつ病（躁病も）は「自己世界」における、また統合失調症は「共同世界」における危機的状況の表現である。

さて、木村は一九七六年にこの問題を、ドイツのクランツのいう「うつ病性自閉」（うつ病者は分裂病者より自閉的だ）との関連で、うつ病者の「自己中心性」として、再度取り上げた(11)。クランツは「外界の自閉的拒絶」（統合失調症性）と「外界との対決能力の欠如」（脳器質性疾患）および「体験が自我へと投げ戻されてしまう」（うつ病性）の三つの体験様式の違いを指摘するが、木村はそれに同意しつつ、このうつ病的自閉は、単にうつ病期に出現するだけでなく病前性格としても現われるという。統合失調症者では、他者は「自己存在に対する否定的原理として」あるが、うつ病者では、他者は「自己存在に対する肯定的原理として」、没他者性としてある。他者が真の他者性を失って自己の中に取り入れられていること、これが前うつ病者およびうつ病者における〈自己中心性〉なのだと木村は指摘する。

ところで宮本忠雄はこのうつ病妄想に、「貧困妄想」の側から迫った(12)。彼は貧困妄想に経済的破綻のみを視ず、自分ないし家族が惨めな状態に至るという確信、つまりフランス語圏でいう「破滅妄想」として広義に捉え返し、三大妄想は自分の罪や病気や経済状態について「自分を中心とした同心円的循環」性をもつとする。つまりうつ病妄想は文字通り「同じところをぐるぐるまわり」、物語性や妄想構築としての妄想発展とは無縁だという。

こうして木村・宮本がいずれもうつ病妄想に、うつ病世界の自己中心性や自己関係性を見ている点が注目される。ただし、「自己中心性」は誤解されやすい表現で、わたしは代わりに「我執性」を用いたい。うつ病の三大妄想とは、「駄目な自分」に執着し、それを責め続けることの拡大された表現と解される。なお、高岡健が『新しいうつ病論』で、吉本隆明（後出）に依り、うつの本質を「〈自己を自己として受け入れること〉の縮小や消滅」とし、他者も社会も自己の表出と関係するのみで影のようにしか登場せず、結局「順序と完備」への固執こそがうつの特徴だ、としている(13)。これは木村らと類似しながら、実は別な次元から論を立てていて貴重である。一方、ベックの認知行動療法論では、うつ病の認知の歪みを「三大徴候」とし、自己・社会・未来への歪みを説いており、その着想のわれわれとの類似性に驚かされる。

4　躁病妄想と「我執性」

実のところ、躁病妄想についての正当な研究は少ない。病の迫力とか浮動性に押されて、研究は吹き飛ばされてしまうという印象が強い。だが、わたしの知る限り、躁病妄想はうつ病妄想の対極と見てよい。ここでは先のペーテルス辞典に異を唱え、微小妄想の逆を誇大妄想とし、うつ病妄想を微小妄想で代表するように、躁病妄想を誇大妄想で代表させたい。

罪責妄想の対極に相当する誇大妄想を、「天才妄想」と呼ぶことにする。罪責における倫理的な価値の喪失を、ここでは「天才」という形で過剰に獲得しているからである。また、「貧困妄想」に相当するものを「富裕妄想」とする。患者はありあまる金をもち、または今はなくとも「金は天下の回り物」で後にどんどん獲得できる、と借金をしまくる。さらに「心気妄想」の逆を、「強健妄想」としておく。患者は元気いっぱいで、ほとんど寝なくても大丈夫、病気などうけつけない、と意気軒昂である。ここでも微小妄想における「喪失」とは逆の「獲得」の意味で「我執性」が貫かれており、他者も社会もまさに影のような存在となって、それを背景に「完備の」自己世界が貫徹されてゆくのである。

Kさんの躁的な妄想世界では、彼は皆としっくりいかなくなり、皆が阿呆に見えてイライラして絡み、八つ当たりをしながら「天才は孤独だ」と悲運をかこつ。天才である彼は孤独であり、影のような現実世界の上に自己表出の世界が展開されてゆくのである。統合失調症の場合の「誇大的な」妄想を、わたしは「支配妄想」と呼んで迫害妄想に対立させ、躁病の誇大妄想と峻別した。「支配妄想」は「ある組織（集団）を支配する」という構造を持つが「誇大妄想」は自分が他者一般に抜きん出るというもので、両者は似て非である。

5 「自我内葛藤」の展開としての躁うつ病の我執性

さて、ここで問題をさらに深めたい。

うつ病の「微小妄想」を掘り下げると、問題は自分を「駄目な人間」（負け犬）と決めつけ、責める点にある。この駄目さは、身体・社会・倫理の全領域を覆い、三大妄想の根源は同じである。ただここで、ある挫折体験で打ちひしがれた自分を倫理的に駄目なやつと決めつけ非難する存在がある。それはもう一人の「良心的・理想的」な自分である。ここには、Kさんがいみじくも述懐していた「理想的」な自分と、もう一人の「現実的」自分との間の「二つの自己」の分裂・葛藤がある。そのために彼は自分を受けいれられない。うつ病妄想の核心は、この現実的自我と理想的自我との間の分裂・葛藤に根ざしているといえる。

逆に躁病の誇大妄想では、偉大な「現実的自分」を賞賛し、煽り立てるもう一人の「理想的自分」がいる。ここでは逆に、現実的自分と理想的自分とは野合・癒着し、うつ病とは逆方向で二分化した自己の関係障害が出現している。

実はこの躁うつ病における理想我と現実我の葛藤に、いち早く着目したのはフロイドだった。彼は弟子アブラハムの見解を参考に、一九一七年、論文「悲哀とメランコリー」で「心因性」メランコリーと悲哀の異同を論じた(14)。悲哀は、愛する者ないしは祖国・自由・理想など愛する者の代理抽象物の「喪失」への反応であり、メランコリーも同じである。メランコリーの精神症状は、「深刻な苦痛にみちた不機嫌、外界にたいする興味の放棄、愛する能力の喪失、あらゆる行動の制止と自責や自嘲の形をとる自我感情の低下」だが、ここで悲哀に欠けるのは「自我感情の低下」で、メランコリーに生ずる自己非難は「本来愛する対象に向けられた非難が方向を変えて自分自身の自我に反転したもの」だとされた。

次いで一九二一年、フロイドは論文「集団心理学と自我の分析」で、この問題に再接近した(15)。メランコリー患者のみじめさは、「自我の二つの存在の鋭い分裂の現われであって、過度に鋭敏な理想が微小妄想や自己卑下の形で自我に対する判決を仮借なくあらわにする」。だがマニーでは、「自我と自我理想が融合していること、その結果、当人はなんら自己批判によってさまたげられずに、勝利と自己満足の気分にひたって、抑制や顧慮や、自己非難の停止を楽しめる」のである。この理想自我は、後に「超自我」と呼び換えられた。

さて、以上フロイドを詳しく引用したのは、彼が躁うつ病に固有の「二つの自我」の葛藤を先駆的に読み取っているからである。躁うつ病が「自己世界」に執着する病とは、実はこの二つの自我が葛藤していることの表現に他ならず、統合失調症が自己と共同性の間の軋轢に根ざすのに比し、躁うつ病はこの二つの自我の軋轢に根ざす病なのである。

6　躁・うつの「混合状態」について

前掲のKさんの訴えに戻ると、その核心は「二つの心」と病状の「躁・うつ」との関連にあり、それを「優越感」と「劣等感」の相克と捉えていた。わたしは第一論文で、この相克を躁・うつの「混合状態」と捉え、これを躁うつ病の基底的状態と考えた。今回わたしはこれを起点に、さらなる展開を図りたい。

そもそも、躁とうつとは別々に切り離せず、常に表裏をなし、内的関係をもつ。躁うつの混合状態を初めて正式に記載したのは、クレペリン（Kraepelin, E.）である。彼は教科書第5版（一八九六年）で、従来、躁病・循環病・うつ病など別々に扱われてきた病型をまとめて、「周期性精神病」へと統一し、循環型の中に「混合型」を記載した。その理由を彼はこう説明している。「躁とうつとは必ずしも対立をなさず、密接に関連した二現象としてのみ問題になることがある。この場合、この両現象は非常に容易に相互に移行しあうのである。この一見対立的な両状態の内的関連は次の経験により最も明白となる。即ち、われわれが循環病において、興奮と心的抑うつの現象が、見まごうことなく相互に混ざり合うという発作的状態を認めうることである」（6）。

クレペリン自身が内的連関の語を用いているように、躁うつ病発見の一番のきっかけは、彼が混合状態に注目し、躁とうつとの連関を敏感に嗅ぎ当てたため、とも考えられる。教科書第6版

（一八九九年）で彼は初めて「躁うつ病」（Das manisch-depressive Irresein）の名を提唱したが、ここでも「混合状態」が躁状態・うつ状態にならんで重視され、さらに第8版（一九一三年）では更年期うつ病が躁うつ病に加わるが、混合状態の重要性は変わらない。

以後、混合状態の問題は、弟子のワイガントやデニらに引き継がれ、要素心理学的に研究されてきたが、一九二八年にはランゲ（Lange, J.）が改めてクレペリンによる混合状態発見の意義を強調し、とくに重要な型として「激越性うつ病」と「激越性躁病」を挙げている。

残念ながらこの後、混合状態は軽視されていく。例えばK・シュナイダー（Kurt Schneider）は『臨床精神病理学』で、「我々はもはや躁・うつの〈混合状態〉というようなものを信じない」と否定論を述べ、「躁・うつの交代もしくは急変」があるだけだと言う。それに対して、わずかにビンスワンガー（Ludwig Binswanger）（一九六〇年）が反対している。

ところで、高度消費社会の現在、精神医学の主舞台は北米に移るとともに状況は大きく変わってきた。一九七〇年代に入り、まずダナー（Dunner,D.L.）らが双極Ⅱ型障害概念を提出し、次いで七〇年代後半からアキスカル（Akiskal, H.S.）らが活躍を始めた。アキスカルは七八年、「人格障害」の患者を軽症うつ病として薬物で治療して、それを「準感情病性気分変調症」と捉え返し、八〇年、DSM-Ⅲに「気分変調性障害」として採り入れられた。以降彼は、気分循環性障害・双極性Ⅱ型障害へと手を伸ばし、九九年以降は躁うつの双極性一般に至る「双極スペクトラム」論を展開してゆく(16)。あたかもこれらは、ゲミ（Ghaemi, S.N 2001）、アングスト（Angst,

J. 2007）らの双極性スペクトラム論の登場ともあいまって、国際的な論議になってきた。その中で、躁うつの「混合状態」が、アキスカルにクーコプロス（Koukopoulos, A. 1999）やベナッツィ（Benazzi, F. 2007）が加わり、論議の的となっているという。

ところでわたしは、一九六五年に前述の第一論文を書き、躁とうつの「混合」を「相克および移行」と捉え返して、躁うつ病の基本はむしろこの相克・移行状態にあり、躁の絶頂やうつの深淵はその極限状態として理解されると主張した。少し置いて宮本忠雄も一九九二年、日本精神神経学会で改めて混合状態の重要性を説いた（17）。彼は躁うつ混合の具体例として、①うつ病相（躁病でも）で気分の絶えざる上下的変動と動揺があること、②抑うつで不穏・焦燥・興奮の混入が絶えず見られること、③観念における微小と誇大の融合を挙げ、混合状態は躁うつ病にとって「中核的な病像を構成しているのではないか」と結論づけた。

ところで最近、国際的動向も反映して、日本でも双極性問題、混合状態が盛んに議論されるに至り、前出の高岡健や内海健の著書が出版されている（13）（18）。

さて、以上の混合状態論の経過を踏まえて、わたしはここに改めてこの論に新展開をもたらしたい。つまり、躁とうつの「混合状態＝相克・移行状態」は躁うつ病のスタティックな基底状態であるに留まらず、まさに躁うつ病形成のスパイラルをつくる動因的な基本状態と見るべきなのである。

7　躁うつの「混合状態」から「躁うつスパイラル」へ

Kさんでは後に詳述する「孤立と生活リズム崩壊」が進行し、その中で「うつ的劣等感と躁的優越感」が出現し、両者の相克と移行の連鎖がグルグル回る中で疲弊・興奮し、さらに「孤立と生活リズム崩壊」が深化し、うつ（躁）の病状が深まるという悪循環がつくられた。この事例を一般化しよう。

健康時に「矛盾する二つの心」としてあったもの、これをいまフロイド流に理想的自我と現実的自我の矛盾と呼べば、これが発病状況を経て、孤立と生リズム崩壊を生じ、病的状況へとなだれ込むが、このとき単純化すると、理想的自我は躁的動向へ、現実的自我はうつ的動向へと変身する。そしてここに、躁的動向とうつ的動向の硬化した相克状態が展開され、うつが優位の場合は「劣等感」状態を、躁が優位の場合は「優越感」状態を現出させる。この相克は、移行（転換）を伴いながら無限に続き、患者を疲弊・興奮させ続けながら悪循環をなし、患者の孤立と生リズム崩壊をさらに深化させ、それにより、うつや躁の病状をより悪化させる、という病状拡大再生産への道の源となる。この病状拡大再生産の過程を躁うつのスパイラル形成と呼ぶと、これこそが躁うつ病問題の核心である。

第二章
三大精神病論とその理念——人間観念の三領域

ここで話を進め、精神障害をいかに分類するのかという基本問題を考えてみたい。

元来、精神障害の分類は経験的であり、理念は当然、後追い的だった。クレペリンの疾患分類自体もそうで、そのため診断をめぐる混乱は必然的だった。そこに近年、DSMないしICDという操作的障害分類への抜本的転換が起こり、診断的にはある種の大きな混乱が生じてきている。こうした中で、例えば野村総一郎は『精神神経学雑誌』の双極スペクトラム特集で、疾患分類の困難についてこう発言している。

「精神障害の生物学的病態が未解明である以上、現状ではその分類法についても確固としたものは存在しない。逆に言えば、全くの想念上では好きなことがいくらでも言えることになるが、説得力を持つ分類法を構築することは容易でない」(19)。

こうした見解はほぼ現在の主流だと考えてよいが、わたしはこの種の見解には反対せざるをえない。精神障害の分類は、あくまでも精神障害のもつ特性自体からなされねばならず、その特性分類の理念こそがまず問われるべきで、それを未知の生物学的病態の解明に委ねるのは間違いだとわたしは思う。

例えば、うつ病の臨床的定義が不明確なままに、ある症例群を任意に「うつ病」(もどき)として取り出し、そこからある「生物学的病態(x)」を抽出したとする。だが、そこに抽出された「生物学的病態(x)」は、うつ病の生物学的病態の幻影にすぎない。逆にまた、その発見された「生物学的病態(x)」を病因として示される症状群は、「x症候群」として表示され、うつ病とは似て非である。要するに、ある精神症状群を特定の身体的異変に還元するのは無理で、逆もまた真である。

わたしは、こうした状況の中で、あえて精神障害分類の基準を次のように立てることを提起したい。

①あくまでも精神症状が分類の根拠であり、生物学的所見は参考資料にとどまる。
②経験的分類を参照しつつ、それを精神機能分類の特定の理念に基づき再構成する。
③この分類は従って、「理念型」として構成されるべきである。

以上の観点から、わたしはこれまで経験的に抽出されてきた「三大精神病」論を、観念の三大領域論(吉本隆明)をもとに、ここで理念型として再構成してゆきたい。

1　第一次世界大戦の終わりとクレッチマーの三大精神病論の登場

第一次大戦の終焉とヨーロッパ近代的価値の崩壊

一九一四年六月に勃発した第一次世界大戦は、総力戦として当初こそ各国民に愛国主義的な熱狂をもたらしたが、やがてその長期化と人類史上未曾有の大被害により厭戦気分は拡がり、一九一七年のロシア革命勃発（二月革命・一〇月革命）およびアメリカの参戦（四月）を機に、旧来の西欧的秩序の終焉と新たな世界秩序の到来を予告して一九一八年に終わった。終戦後、西欧諸国には激しい政治革命状況が拡がり、ほぼ一九二四年に至るまで続いたが、この革命は単に政治領域にとどまらず、経済・思想・宗教などあらゆる領域を席巻していった。『西洋の没落』（シュペングラー著、一九一八年）の公刊は象徴的事件である。

精神医学の領域でも同様に、旧来の価値観の崩壊が起きた。伝統の権威者クレペリンの転向表明がある。一九二〇年の論文「狂気の表現形態」で、彼はこう表明した。

「近頃繰り返しいわれるのは、臨床精神医学の探求がほとんど行き詰まったということである。原因・病的現象・経過・予後と死体解剖所見とから病型を分類しようとするこれまでなされてきた試みは濫用されすぎてもはや満足を与えない、新たな道が提案されるべきである、と。こうした議論には一定の正当性を否定することはできない」(20)。

そして彼は、より有望な道として「病的過程の本質と内的連関を理解する」という課題に目を向け、その視点から「狂気の表現形態」の諸型を探求したいという。クレペリンのこの表明により、唯物論精神医学の果実であった「疾患単位」論は本質的には崩壊した。だが、その理念の残骸は、荒廃を続ける巨大精神病院の中に生き続けた。そこには病者を荒廃へと抑圧するシステムが作用し続け、唯物論的視点がもっとも適合的だったのだ。

一方、精神医学の新動向のラジカルな体現者は、若きE・クレッチマー(一八八八―一九六四年)だった。彼は、ガウプ教授の助手としてチュービンゲン大学に働き、一九一八年、弱冠三〇歳で『敏感関係妄想』を書き、大きな反響を呼んだ。以後矢継ぎ早に、『体格と性格』(一九二一年)、『医学的心理学』(同年)、『ヒステリー・反射と本能』(一九二三年)と問題作を発表し続け、驚くべき多産さが一九二四年頃まで続いた。

クレッチマーは『敏感関係妄想』の日本語版序文(一九五九年)で、その著作の意図を、クレペリンの「疾患単位」に反対して「ある病像をそれに含まれる全因果因子について分析する」多次元診断学の方法を創始したことにあると述べる(21)。そしてこの書は当時の精神医学への挑戦であり、とくに「妄想疾患」は不治だという悲観主義を初めて系統的にうち破った、と強調する。性格・環境・体験の相互作用から病像の成立を考えるというこの立場は、その後の人間学的精神医学の出発点ともなった。

クレッチマー性格学の登場

この延長線上に、彼はさらに、驚くべき直観の所産として「体格と性格」の関連を見出した。これは肥満型体格と循環気質・循環病質が関連し、細長型体格と統合失調気質・統合失調病質が関連するという有名な定式化を行い、その延長上に躁うつ病および統合失調症を置くという点で、まさに人の意表をつくものだった。そして、次のように二大精神病に対応する気質を捉えた。

循環気質…発揚（快活）と抑うつ（憂うつ）との間の気分比

統合失調気質…過敏（敏感）と鈍感（冷淡）との間の精神感受性の比

クレッチマーのこの性格論もまた大きな反響を呼んだ。「統合失調症」の提唱者E・ブロイラーは一九二二年、これを受けいれ、「循環気質」を「環境とともに振動する能力を失わない」と考えて「同調性」（synton）と呼び換え、これを失う「統合失調性」と対立させた。

ところで意外な展開が一九二三年、てんかん研究からやってきた。

三大精神病論の成立

ミンコウスキー夫人のミンコウスカは、スイスで行った遺伝学的研究で、てんかん者を祖先にもつB家族の人々と、統合失調症者から出たF家族の人々とを組織的に分析した。B家族で彼女は特徴的な性格類型と出会い、これを「類てんかん性」（l'epileptoidie）と呼び、統合失調性および同調性性格と対立させた。これは粘着性と爆発性の両極より成り、痙攣《けいれん》発作への前提条件をも形づくっている、と彼女は考えた。

「それは集中され、圧縮され、ねばり強い感情である、この感情は外界の対象に密着しており、環境の変化に適応して環境から分離することが困難である。……類癲癇《てんかん》性のひとびとはいちじるしく感情的な存在であり、（この点で分裂性から区別される）、しかもこの感情は粘着的であって可動性を欠いている」(22)。

こうして三極性の考えが生まれた。ミンコウスキーは右の著書『精神分裂病』でいう。「理性型は切り離し、感情型は溶けこみ、ひとびとと融和しあい、また感覚型は結びつけて感じ、そしてすべてに結びつく」。この三型を彼はむしろ、「三角形の各頂点」だとした。

クレッチマーはこの発見を受けいれ、独自の調査・研究を踏まえ、一九三六年、エンケ（Enke, W.）と共著で『闘士型体格者の人格』を書き、爆発と粘着の両極を揺れ動く「粘着気質」と、「闘士型体質」との関連を示した。病的性格の三極性と、それに対応する「三大精神病」の臨床的理念がここに確立されたのである。

ここに、性格学を通して「二大精神病論」は「三大精神病論」へと転換した。

ちなみにクレペリンも、少なくとも教科書第8版においては、「三大精神病論」の立場を示唆していると見られる。彼は「内因性痴呆化」（早発性痴呆）と「躁うつ病」の章の間に「癲癇性精神病」の章をはさみ、ここでわざわざ「精神病」の語を加えて、それが痙攣と意識障害を含むさまざまな症状よりなる内因性の「精神病」であると断っている。

さて、この三大精神病論が、その後次第に現在の二大精神病論へとやせ細っていったのは、主に脳波学の発達で、てんかん精神病学が脳波的てんかん学にからめ取られていったからである。実はこうして、経験的に打ち立てられた二大精神病論か、三大精神病論かという問題は、むしろ精神分類の原理という理論的立場から解かれなくてはならないものである。

2 「観念の三領域論」について

人間の存在様式、あるいは関係様式には三型あり、三型のみである。一つは職場や学校や社会での「集団」との関係である。第二は、家族や親友・恋人との一対一の「対」の関係である。そして第三が、独居するときの自分の自分自身との関係である。

この三型の違いはコロンブスの卵に似て、自明なのだが実は見逃されやすい。精神医療の領域では、この区別は疾病分類に留まらず、治療理念上も不可欠だが、意外に定着しない。

この三領域を共同幻想・対幻想・個的幻想として原理的に解いたのは、思想家吉本隆明だった。

吉本隆明と「三大幻想」論

一九六〇年代末からの現在型社会への歴史的転換の中で、あらゆる思想界の構図も変革を問われた。ここで日本思想界に登場したのが、吉本隆明のこの三大幻想論だった。

吉本の幻想論への問いは、第二次大戦前後の日本左翼運動における転向問題の総括から始まった。まず「社会主義リアリズム」論を批判し、文学・芸術を左翼運動に利用しようとした社会主義リアリズムは、軍国主義の宣伝活動と同じだと断定した彼は、政治運動と芸術運動の違いを、「共同の（集団の）観念（幻想）」の行為と「個人の観念（幻想）」の産物、という位相の基本的違いに求めた。

一方、戦前の左翼運動で、男女の性関係を革命運動に下属させようとする卑俗な試みがあった点を批判し、男女の関係を「対の観念（幻想）」として独立させた。こうして彼は**共同幻想・対幻想・個的幻想**という人間観念の三つの位相を抽出し、これを『共同幻想論』（一九六八年）、『心的現象論序説』（七一年）で詳述した。

人間精神を三つの位相から見るこの構造論的視点は、従来の平板な人間関係論を打ち破る革新性をもった。同時にこの分類でわたしは、統合失調症を共同幻想の障害に、躁うつ病を個的幻想障害に、そしててんかんを対幻想障害に、それぞれ理念的に対応させる視点を得ることができたのである。

ブーバーそしてリースマン

類似の精神の構造化の試みは、以前から存在した。例えばマルチン・ブーバー（Martin

Buber）が、ユダヤ神秘主義の流れから出て、一九二三年『我と汝』を著し、「二つの根源語」を指摘した(23)。ひとの態度は、彼が語る根源語の二つの異なった性質に基づき、二つとなる。

「根源語の一つはわれ―なんじであり、他はわれ―それである」

そして一切の現象の根源は「関係」にあり、それは「われ―それ」、「我―汝」および「我―われ」の関係に帰する、という。ある意味で吉本思想に先行したものである。

ところでもう一人、引用したいのがアメリカの社会学者リースマンである。彼は一九五一年『孤独な群衆』を公刊し、特定の社会類型とそこに住む人間の性格類型との対応関係を見出して、それを三パターンに分けた(24)。

まず、人口の高度成長が潜在的な慣習的社会では、**「伝統指向型」**性格類型が目立つ。ここでは、同調性を重視する血縁的なきずなに基づき、性格形成の要因は大家族および部族にある。そして「子供たちが模倣するモデルは、大人全体という一般化されたものであって、両親だけに限られたものではない」とした。

この伝統社会が崩れ、ルネッサンス以降の近代社会のように人口の高度成長が過渡的に実現された社会では、「内部指向性」を同調性の主要原理とするようになる（**「内部指向型」**）。

「内部指向の人間は、幼いころから両親の手で心理的ジャイロスコープをうえつけられており、成人後も両親にかわるべき権威からの信号を受信することができる。かれの人生は、みかけほど独立したものではない。なぜなら、こうした内的な水先案内に従順だからである。自分の内的な衝動だの、同時代人の気まぐれな意見だのによって、コースを踏み外すことは「罪」の感覚をよびおこす」

さらに生産が過剰となり消費社会に入ると、人口は減少する。この社会では「内化された規範」は通用せず、代わって「**他人指向型**」と呼ばれる性格類型が出現してくる。「他人指向的な人間は、両親という小さな世界からよりも、はるかにひろい世界からの信号に反応する」。そこでは家族はもはや「より広い社会的環境の一部」であるにすぎず、罪と恥の支配も残ってはいるが、〈不安〉が重要な梃《てこ》になる。

リースマンのこの三段階論は、なぜ時代とともに精神障害の主要病型が変わるのか、との問いに示唆を与えてくれる。例えば、「てんかん・解離」と伝統指向型、「メランコリー・マニー時代」と内部指向型、そして「統合失調症時代」と他人指向型とが対応する、と考えられるからである。ここで、躁うつ病を病む人格の典型は内部指向型に属し、両親を通して厳しく社会的規範をうえ込まれた、と理解される。

ところで、最後にわたしたちは、この三領域論とフロイドとの関係を見たい。

フロイドの三領域論および村瀬学の発育史論

一九〇〇年に『夢判断』で精神分析家として出発したフロイドは、当初、心の構造を無意識・意識・前意識の三層で捉えた。だが、第一次世界大戦前後の苦難を経て、一九二三年の論文「自我とエス」で彼は、「エス・自我・超自我」の三構造論へと重大な転換を示した。

エスは、生の奔流であり、性愛的かつ衝動的で、快感原則に従う「情熱」の起源である。ところで自我は、知覚・意識の中核で、本来はエスの一部であり、エスが外界に適応的に発揮されるよう努め、エスの快感原則に対して現実原則を置こうと努める。一方、超自我ないし自我理想は自我の一段階として分化し、夢の検閲者やパラノイアの監視者、さらにはメランコリーでの批判者として登場してきた。

「エディプス・コンプレクスに支配される性的段階のもっとも一般的な結果として、自我の中の沈殿がおこると仮定することができよう。この沈殿とは、ある仕方で、たがいに結合した二つの同一視の設立にほかならない。この自我変化は特殊な立場を保ち、自我理想あるいは超自我として、自我の他の内容に対立することになる」(25)

こうして見ると、フロイドのエスは吉本の「対幻想」に相当し、その自我は「個的幻想」に、超自我は「共同幻想」に相当する、と見ることもできる。むしろ吉本の幻想論はフロイドの三領域論に触発された、とも考えられる。

ならば、個体発生ないし発達と各幻想領域の成立との関係はどう考えられるだろうか。

村瀬学はその卓越した『初期心的現象の世界』で、乳児の生後六カ月から一年までの間に「対偶の発見」があると言う(26)。「六カ月の人見知り」と呼ばれるが、母親を対偶者として発見することがここに生じ、同時に、「対象・関心・興味をもつ・概念・心像・先の見通し・予測・目的・手段に使う」などのことが生じるという。次いで一歳半からの幼児期には、「自己確定」ができるようになり、判断力をもち、同時に「一者意識・模倣・言語での詞―辞の分化」などが可能になってくる。そして四歳半〜六歳半の時期にやっと「共同性（規範）と主観性（自己）の統一」が可能になる。つまり、「劇のはじまり・絶対基準の理解・勝ち負けの構造の理解・違反の意識の成立・時間の発見・他人の心が分かる」などが起こり、「共同的なものが漠然とした拘束力＝規範力の範囲を脱して、しだいにかたちをもった外在的な実態として受けとめられてゆく」という。

これを踏まえると、乳児期（とくに六カ月以降）を対幻想の発現期とし、一歳半以降の幼児期を自我の確立期、六歳半以降の児童期を共同性の確立期と見ることができる。これをフロイドと対比させると、三歳のエディップス期とは、一次的自我の確立とともに三者関係（共同性）に目覚める時期で、六歳半以降の共同性意識の確立に至る分岐点だ、と考えられる。

第三章
精神障害とは何か？

ここで精神障害とは、いまのＤＳＭやＩＣＤに含まれる範囲の障害を意味し、また、かつての「外因性精神病・内因性精神病・心因性疾患（神経症）」をも含む広い概念と考えておく。これを人間学的に捉え返す方法を、歴史を顧みつつ考えたい。

1　精神医学方法論の歴史——実験主義的唯物論の成立から心身相関論へ

精神医学における実験主義的唯物論の確立

一八六〇年代末、第二次産業革命の開幕と軌を一にして、精神医学の実験主義的唯物論への旋回が起こった。直接のきっかけは、往時のドイツ精神医学の泰斗グリージンガー（Griesinger,

W.）の転向だとヤンツァーリク（Janzarik, W.）は指摘する。

当時、ドイツで支配的だったグリージンガーの単一性精神病論では、妄想発生は常に情動障害（メランコリー・マニー）から引き続き起こる二次障害とされていた。これに対し、若い世代のスネルやザンダーが、脳細胞が侵されることにより直接妄想が生ずる、とする「一次性妄想」の存在を主張し始めた。一八六七年の講演でグリージンガーはこの論を認め、パラノイア論争の口火を切るとともに、以後、精神医学が実験主義的唯物論へと傾斜してゆく契機をも作ったのである。ヤンツァーリクは、この年をもって精神医学が「神経・精神医学」へと転回した年だとする。奇しくも同年、イギリスのモーズレイ（Maudsley, H.）は教科書『精神の生理学と病理学』を発刊し、脳の「知性の集合所」の「感応による障害」が精神病の原因だと主張した。

実は当時、まず一八六一年に、フランスのブローカが大脳に運動性失語領野を発見し、七〇年にはドイツのヒッツィッヒとフリッチェが犬の露出脳に電気刺激を与えて反対側の四肢に痙攣《けいれん》が生ずることを発見し、てんかん問題に寄与した。同年、英国のジャックソン（Jackson, J. H.）は、彼の記載した焦点発作が大脳皮質の刺激に還元される、と主張した。七四年にはドイツのウェルニッケが「感覚失語」と左頭頂葉の破壊の関係を発見した。このように、新潮流の実験主義的唯物論は大脳・神経生理学領域をも席巻し、精神医学を神経・精神医学へと追いやっていった。ヤンツァーリクもいうように、新発見の精神病理学的所見と解剖学的所見とが原因論的に安易に結びつけられ、まさに素朴唯物論の進軍が始まったのである。

不幸にもこの唯物論は、当時の精神医療における「治療熱」の衰退、つまり「治療的ペシミズム」の進行と並行して進んだ。両者はそれぞれ因であり果となった。精神病者保護院に治療への熱情は消え去り、そこは徐々に巨大精神病者収容所へと堕していったのである。

一八八〇年代に入り、ドイツにクレペリン（Kraepelin, E.）が出現した。彼は治療的ニヒリズムを体現し、巨大化した収容所での綿密な患者観察の集積の上に、一八九二年、精神病の分類原理として「疾患単位論」を提唱した。彼は、臨床症状に「経過・予後」の視点を加えて臨床所見と呼び、この所見で早発性痴呆と躁うつ病とを差異化した。そしてこれと病理解剖学・原因論とが対応すると信じたのである。こうして「原因・症状・経過・予後・病理解剖所見」の五つが同一の「疾患単位」が想定された。これは、精神医学での実験主義唯物論の疾病分類の理念として、急速に世に受けいれられていった(27)。

精神病理学の誕生とその立場性

一九一三年、弱冠二九歳のカール・ヤスパース（Karl Jaspers）は『精神病理学原論』を書き、精神病理学の基礎を確立するとともに、精神医学の科学的基盤を打ち立てた(28)。

彼は三つの先入見への批判から出発した。第一は当時支配的だった「脳神話」で、精神的なものと身体（脳）的なものを直対応させようとする前述のマイネルト・ウェルニッケ流の素朴唯物論（唯脳論）である。第二は「哲学的」先入見で、一時代前に流行した道徳的神学的価値付けであり、精神病を罪や情欲と結びつけようとする。そして第三は個々の観点の絶対化で、知的関連を求める主知的心理学の過剰適用などであった。

これらに対してヤスパースは患者の主観的体験を重視し、その科学化を目指した。まず、精神現象を区別し記述する「(記述的)現象学」を精神病理学の第一歩とする。次いで、取り出された精神現象の諸断片の間の関連を「発生的了解」により求める。つまり、「精神的なものが精神的なものから……明証性をもって出てくることをわれわれは了解する」の「了解」(Verstehen)である。これに対し、現象学的記述の際の「了解」を「静的了解」と呼ぶ。いずれにせよ、「了解」の語は「精神的なものを内的に見る」ときに用い、それを外から、客観的な因果関係において見ようとするのは「説明」(Erklaeren)と呼ぶ。どちらともはっきりしないときは「理解」(Auffassung)を用いる。

この「説明と了解」の方法に基づき、彼は精神病理学を確立し、同時にクレペリンの素朴唯物論を訂正し、精神医学の科学的基盤を切りひらいたのである。

ヤスパースは当時の精神医学の常識に依り、心因性疾患を了解可能、内因性疾患を了解不能と捉え、了解不能のゆえに内因性精神病は生物学的基盤をもつとした。だがこの「了解不能か否か」の問題は、判断があいまいで、さまざまな問題がつきまとう。第二次大戦後、彼の後継者クルト・シュナイダー(Kurt Schneider)がこの問題に再挑戦し、「了解性」の代わりに「意味法則性」・「意味連続性」を用いた(29)。

シュナイダーは悩みつつも、循環病と分裂病の基礎になる疾病過程は分かっていないが、「疾病がそれらの基礎にある」ことは充分に支持される要請・仮説である、と強弁し、その根拠はこれら精神病で「生命発展のまとまり、意味法則性、意味連続性がずたずたに断ち切られてしまう」からだと言う。こうしてシュナイダーは、「了解」の代わりに「意味連続性」を用いた。一方で彼は、これら循環病や統合失調症が「身体に基礎づけうる精神病」とは「全く様相を異にする」点にも注意を促している。

疾患単位理念の崩壊から「多次元診断法」へ

クレペリンの苦心作「疾患単位」も、第一次世界大戦後には、先に述べたように影響力を失った。その背景には、一方でフロイドらの精神分析運動の推進があり、他方ではビルンバウム（Birnbaum, K. 1919）による「病像因的」と「病像形成的」とを分ける「構造分析」論の提唱や、クレッチマーの「多次元診断法」の影響力などがあったという。

次いで第二次世界大戦後、疾患単位論の権威はさらにゆらぎ、「内因性」論を突き崩す努力が営々と続けられる一方、統合失調症も躁うつ病も診断基準があいまいになり、その汎通性を失っていった。こうして診断学の権威は徐々に形骸化していったものの、一九六〇年代末まではなんとか力を保っていたのである。

一九六〇年代末以降の現状――操作的診断学の時代

一九六〇年代末に始まる社会的大変革の中で、この精神病脳起源説は決定的にゆらいだ。先進諸国に起きた精神医療改革運動の中で、クレペリン的な精神病の了解不能説・脳起源説・不治説は告発され、斥けられた。同時に当事者運動が起こり、そして「精神障害者の人権」論が人類史上初めて姿を現わすに至った。

ところで以前から拡大しつつあった精神医学的分類上の混乱を乗り越えるべく、米・英を中心に努力が続けられ、北米では「ＤＳＭ‐Ⅲ」（一九八〇年）、国連のＷＨＯでは「ＩＣＤ‐Ｘ」（九〇年）と呼ばれる新疾病分類法を生んだ。ここにクレペリン的方法は完全に放棄され、「操作的診断法」が採用されて、大きなパラダイム転換が起きたのである。

ただし、これらも新たな生物学的研究の国際的推進を目的に策定されており、依然として生物学研究の勢いは強い。精神薬理学を中心に、遺伝学をはじめ、新たな機器の開発をもとにした生物学的研究はむしろますます盛んで、ただ以前と異なり、より動態生理学的になってきているといえよう。

2 「人間学的（構造的）了解」の方法と精神病の「意味連関の転調」

「重ね描き」（鹿島）としての「体験と脳（身体）」

わたしはここで、シュナイダーの「意味法則性の切断」を踏まえ、改めて「了解」概念に立ち戻り、それを「人間学的了解」ないし「構造的了解」としてより柔軟に用いたい。了解は本来、生の哲学者デュルタイに発し、有名な「**自然をわれわれは説明し、心的生活をわれわれは了解する**」という言葉に表されるように、あくまでも「体験の理解」の意味をもつ。わたしたちの目標は、ここで了解の原義にもどり、従来およそ了解できないとされてきた「狂気の言語」に了解の路をつけ、そしてその了解された連関から「理想型」を立てて、精神病の疾病類型をつくることにある。

ただしここで、この了解連関と（説明的な）因果連関はあくまでも相互補完的である。かつて安永浩が強調したように、直観を伴わない因果連関はなく、また規則性を伴わない了解連関もないからである。このことは、精神病のような精神の乱調と身体の乱調とが入り組んで悪循環をなして進行する場合には、ことさら強調する必要がある。

鹿島晴雄は、この問題について興味ある観点を最近、披瀝している。彼は大森荘蔵の「重ね描き」論を引用し、この両関係は「重ね描き」の関係だと捉え、問題を一歩進めている(30)。「〈〝こころ〟は〝脳〟から因果的に解明されうる〉でもなく〈〝こころ〟は〝脳〟からはわからない〉でもない。〝こころ〟といい〝脳〟といっても、見方あるいは方法論の違いであって、どちらが正しいということではなく、またどちらか一方に還元しうるものでもない。本来、方法論の範疇が異なるのである」

「ただ治療という観点からみれば、範疇の異なるこの両者をすり合わせ、繋ぎ、対応させることが必要と考える。両者を繋ぐことで、〝こころ〟と〝脳〟からの治療的アプローチをとることができる」

「治療においてどちらのアプローチをとるにせよ、〝こころ〟と〝脳〟の対応は重要である。脳の科学でえられた知見はこころの検討において、またこころの検討は脳を考える上で、お互いに重要なヒントになる。……言い換えれば、こころの現象を脳に繋げうる言葉で、脳の機能障害をこころに繋げうる言葉で表現することが大切であり、そのような言葉を共有することがこれからの課題であろう」

この「重ね描き」の視点は、とくにさまざまな角度からの精神医学的な生物学研究が盛んな現在、きわめて重要である。各領域からの研究が競い合いながらも、それが重ね描きとして意味付け合えることが目指されてよい。ここでは、躁うつ病における了解連関の変化(転調)と、身体的変化との重ね描きが問われてくる。

「了解連関の転調」としての夢と狂気

以上を踏まえて、ここで究極の課題ともいえる夢と狂気の理解に迫りたい。

手始めに「夢の理解」から入る。フロイドは夢に意味があることを明らかにし、その了解への道を開こうとした。だが実はこれは、太古以来人類が営々と試みてきたことで、夢は真理を宿し理解さるべきとは人類心性の奥深く秘められた確信であり、むしろ近代世界がこれを廃棄しようと試みたにすぎないものである。

わたしはここで、むしろ問題を、昼の清明な意識（思考）から夜の混濁した夢への思路の転換に求めたい。わたしは以前、埴谷雄高の自己人体実験に触発され、「寝ても覚めても人は考える」との立場から、覚醒から睡眠へと移行する思路の転換のあり方を究めようとした。その結論はこうだった(31)。

埴谷も明言するように、人が眠りに入ってゆく瞬間、それまで概念を伴う記号言語で考えられていた思考が、イメージの連鎖へと一転する。

例えば「読書」について考えていた人が、眠りに入る瞬間、横になって本を拡げているイメージを見る、などである。この転換こそが重要であって、この過程が示すことは、本来、清明な意識下では言語の記号性による論理的思考が優位を占めているが、背景にそれをめぐるイメージの直観的思考（イメージの連関的融合・類似牽引作用）が蠢いている。疲れて眠気を覚えるようになると、表面の分析的な論理的思考は威力を失いはじめ、裏の融合的なイメージ結合に絡め取られてゆく。眠りに入ろうとする瞬間、言語の記号性とイメージ性とは拮抗し、やがて眠りに入るとイメージの連鎖・結合による直観的思考が前景に出る。それも暫時は論理的思考の筋道が残っているが、やがてその思路も緩み、イメージ間のより恣意的な結合に路をゆずってゆく。

ここに見られる、「昼間的論理的思考」から「暗闇のイメージ連関」への転換こそは意識が日々繰り返す大事であり、これを「**了解連関（意味連続性）の転調**」と呼ぶことにする。この転調の背景には、緊張から弛緩へという身体性の転換があり、自律神経系の転換もある。あるいはこの転調は、脳波の変化に鋭く対応していることも事実である。ただしこの身体性・脳波の変化と意識転調の関係は、決していわゆる因果の関係でなく、あくまでも対応関係で、「重ね描き」として見られるべきである。

わたしはこの意味で、シュナイダーの「意味連続性の**切断**」にかわって、「了解連関の**転調**」「意味連続性の**転調**」の語を用いることにしたい。人間精神におけるあらゆる変化は、死の時をのぞけば、決して「切断」ではなく、すべて転調である。

正常から狂気への思路転換も同様に「転調」として見ることができる。統合失調症で突然の意味切断のように出現する「一次性妄想」も、躁うつ病で情動に基づき出現するように見える「二次性妄想」も、いずれも同じくそれ以前の思路からの転調であり、それ以前の生の意味を引きずりながら了解連関を転調させる。妄想には本来、一次性も二次性もないのだ。

3　人間学的精神医学の具体化――「性格・発病・病態・癒しの四構造」

狂気＝精神疾患は、人間の苦悩の極限において、精神の正常な了解連関（意味連関）からの転調として生ずる。その転調の過程はなぜ、そしてどう経過してゆくかを、以下の構成で見ていくことにしたい。

まず第一が「成育の構造」である。ここでは病前期の、つまり健常期の患者が抱えていた矛盾はなにか、生育史的にどう形成されたか、を問う。いわゆる「病前性格」の生育史的研究である。

第二に、こうした性格を負った人が、正常な生活から病態へと転換・転調してゆくその転調点の構造が問題となる。この転調点の構造を「発病の構造」として明らかにする。

第三に、病的状況を、決してスタティックでなく、瞬時も休みのないダイナミックな修羅場として捉える。躁とうつとが相互に葛藤し相克しあう、悪循環のスパイラルの場である。これを「病態の構造」として解く。

第四が「治療＝回復過程」としての癒しである。ここでは、いったん転調に至った患者の〈生＝精神・身体性〉が、いかに「再転調」して「正常」の道にもどるかが問われる。

参考文献

1　井原裕「双極性障害と疾患喧伝」『精神神経学雑誌』一一三巻一二号、二〇一一年
2　宮本忠雄「現代社会とうつ病」『社会医学』一九七八年一二月
3　森山公夫「インタビュー」『精神医療』52号、批評社、二〇〇八年
4　高岡健『精神医療』No.52　二〇〇八年
5　八木剛平『現代精神医学定説批判』金原出版、二〇〇五年
6　森山公夫「躁とうつの内的連関について」『精神神経学雑誌』六七巻一二号、一九六五年
7　森山公夫「躁とうつの三段階」（未発表。なおその一部を「躁うつ病論の解体から単一疾患論の解体へ」と題して『躁うつ病の精神病理1』笠原嘉編、弘文堂、一九七六年に収録
8　森山公夫『統合失調症』ちくま新書、二〇〇二年
9　クルト・シュナイダー『臨床精神病理学序説』西丸四方訳、みすず書房、一九八〇年
10　木村敏「うつ病と罪責妄想」『精神医学』一〇巻五号、医学書院、一九六八年
11　木村敏「いわゆる「鬱病性自閉」をめぐって」『躁うつ病の精神病理1』笠原嘉編、弘文堂、一九七六年
12　加藤敏「うつ病における妄想」『現代精神医学の20年』宮本忠雄監修、星和書店、一九九五年
13　高岡健『新しいうつ病論』雲母書房、二〇〇三年
14　フロイト「悲哀とメランコリー」『フロイト著作集6』井村恒郎・小此木啓吾ほか訳、人文書院、

一九七〇年、二八〇頁
15 フロイト「集団心理学と自我の分析」『フロイト著作集6』井村恒郎・小此木啓吾ほか訳、人文書院、一九七〇年
16 津田均「双極スペクトラムの精神病理、治療関係、鑑別診断」『精神神経学雑誌』一一三巻一二号、二〇一一年
17 宮本忠雄「躁うつ病における混合状態の意義」『臨床精神医学』二一号、一九九二年、一四三三〜一四三九頁
18 内海健『うつ病新時代』勉誠出版、二〇〇六年
19 野村総一郎「双極スペクトラムを巡って」『精神神経学雑誌』一一三巻一二号、二〇一一年
20 Kraepelin,E.; "Die Erscheinungsformen des Irreseins"; in "*Die Wahnwelten*", E.Straus, J.Zutt, Akademische Verlag. Frankfurt A.M.
21 エルンスト・クレッチメル『敏感関係妄想』切替辰哉訳、文光堂、一九六一年
22 ウジェーヌ・ミンコフスキー『精神分裂病』村上仁訳、みすず書房、一九六二年、二一四頁
23 マルチン・ブーバー『孤独と愛』野口啓祐訳、創文社、一九五八年
24 デイヴィッド・リースマン『孤独な群衆』加藤秀俊訳、みすず書房、一九六四年
25 フロイト「自我とエス」『フロイト著作集6』井村恒郎・小此木啓吾ほか訳、人文書院、一九七〇年、二八〇頁
26 村瀬学『初期心的現象の世界』大和書房、一九八一年
27 森山公夫『狂気の軌跡』岩崎学術出版社、一九八八年

28 カール・ヤスパース『精神病理学原論』西丸四方訳、みすず書房、一九七一年
29 クルト・シュナイダー『臨床精神病理学』平井静也・鹿子木敏範訳、文光堂、一九七七年
30『鹿島晴雄教授退任記念誌』慶応義塾大学医学部精神・神経科学教室編・発行、二〇一二年
31 森山公夫『現代精神医学解体の論理』岩崎学術出版、一九七五年

II

躁鬱病者と「病前性格」

第四章
「二つの魂」について

1 「二つの魂」とは

わたしの躁うつ病論の出発点は、Kさんの「二重人格」の訴えだった。

自分には「二つの心」があり「二つの虫」が棲む、と彼はいう。

二つの心とは、「元来明るく、責任感が強く、辛抱強く、律儀。一面で非常に図太いところがあり、他面、内向的で気が小さくクヨクヨしやすい。仕事熱心で几帳面なため、仕事は遅れがち。強情だが他面、謙虚でもあり、考えが常識的である反面、常識性に反撥する」である。

また二つの虫は、「一つは積極的で、飛躍的で騒がしく、鋭敏で創造性に富み、妥協性を欠き、非常識的な虫。他は消極的で着実、静かで鈍く、保守的で妥協性があり、常識的な虫」である。両者は普段は「比較的仲良く共存して」いるが、発病とともに「平和共存の原則を破り」勝手気ままに暴れまわり、互いに領分をせめぎ合うに至るという。つまり「二つの心」はうつ病の成因ともなり、かつその「躁とうつの相克」という病状のあり方をも規定する。

この「二つの心」をわたしは、千谷七郎の『漱石の病跡』に示唆され、同じ躁うつ病を病んだゲーテが「ファウスト」の中で歌う「二つの霊」に相当すると考えた(1)。

(ファウスト)
「嗚呼！　わしの胸の中には二つの霊が棲んでゐて、／一つは他から離れようとしてゐる。／其の一つは強い愛欲に燃えて／しがみつく迄に此の世に執着してゐるし――／他の一つは無理にも此の塵の世から離れて／あの遠い祖先の霊界に昇らうとあこがれてゐる」(千谷訳)

ファウストの「二つの霊」は、「現世への執着」と「霊界への飛翔」と表現される。これとKの「二つの心」との類似性は、ここに躁うつ病者の苦悩を解く鍵が潜んでいることをわたしに確信させた。わたしはここを出発点に、問題を深めてゆこうと考えた。

そこでまず、この問題と精神医学上の従来の躁うつ病者に関する三つの性格論(循環性格論・執着性格論・メランコリー型論)とのすり合わせが課題となった。その詳細はわたしの第一・第二論文で論じており、ここでは簡潔に内容を紹介しよう(2)(3)。

前章で触れたが、この性格論はまずクレッチマーの「循環性格」の提唱で始まった。これに対して日本の下田光造が一九二〇年代、循環気質は躁うつ病の成因論的性格像としては妥当せず、むしろ「感情の持続的緊張」を特徴とする「執着性格」が妥当だと説いた。具体的には、「熱中性、徹底性、強い責任感、率直、律儀、他の非を仮借せぬことによって形容せらるる性格的一方面」であるとした。この説は日本国内では相当の支持を得た。

一方、第二次大戦後、精神病院の開放化と精神医学の人間学化の動きの中から一九六〇年、テレンバッハの「メランコリー型」論が提唱された(4)。その性格の基本特徴は「几帳面(秩序志向性)」への固執と表現される。これは、日常的には整理整頓として、職業生活では勤勉、良心的、責任感、堅固などで表され、対人関係では「他人のためにある」という存在の仕方をし、倫理的には敏感な良心を持つのである。そのうえさらにテレンバッハは、この性格の「もう一つの基本特徴」として、「自己の仕事に対する過度に高い要求水準」を取り上げる。これが几帳面との平衡を失うと、そこから「危険な悪循環」に陥るというのである。

このテレンバッハのメランコリー型論は、とくにこの日本に大きな影響をもたらし、一九六〇年代末から八〇年代にかけての精神病理学界の議論の一角をリードするに至った。

実は日本でもこの六〇年代から、うつ病の性格研究が、とくに「執着性格」をめぐって盛んになった。まず布施邦之が六〇年、「きちょう面・まじめ(良心的)の方向と、熱中性・凝り性の方向とは別のもの」といい、彼の見た「反応性うつ病」では「熱中性という性格像」はあまり多く見られなかったと指摘した(5)。さらに保科泰弘は六二年、TAT研究から、執着性格の特徴を「几帳面、些事に対する拘泥、真面目、異常な責任感、徹底的、頑固、凝り性、粘着性」などとし、それが実は「熱中性・執着性」の両極から派生するもので、執着性をもとに「過度の緊張・不安・罪責感が芽生え」、熱中性の極から「粘着性・徹底性が強要され、頑固・凝り性として表現される」というのである(6)。また平沢一は同じ六二年、うつ病研究に基づき、「執着性格の特徴を下田は徹底性・熱中性にみたのに対して、われわれの患者ではきちょう面がその本質特徴であった」と差異を指摘し、執着性格を「きちょうめん、仕事熱心、対人過敏」の三点から捉え直そうとした(7)。

以上を踏まえてわたしは一九六五年と六八年、執着性格を「二つの心」論に基づき、「熱中性・几帳面」の相矛盾する両極性から捉えようと試み、前者を一体化欲求(霊界への飛翔欲)、後者を対象化欲求(現世への執着欲)と捉え返した。さらにクラーゲスの卓越した性格学を援用し、熱中性を「捨我欲」(解放的な、愛と共感の性向)に、几帳面を「執我欲」(拘束的動向、存在欲・権力意志で否定的な自衛感情)に属すると捉え、この両極性の矛盾こそが躁うつ病者の性格特徴であると考えた(8)。そしてテレンバッハや平沢・布施ら、うつ病を主として診る臨床家では、その病前性格は「几帳面」に重点が置かれたのに対し、躁病を中心に見ると「熱中性」に重点が置かれると考えた。したがって実際の躁うつ病者は「うつ病型・循環病型・躁病型」の三型に分かれ、それぞれ熱中性と几帳面の比率を異にすると考えられた。

クレッチマーの循環性格もこの視点から見直された(9)。つまり彼の循環性格は基本特徴と気分比および心的テンポより成るが、その基本特徴は「社交的・善良・親切・温厚」とされ、これは「一体化傾向」として「熱中性」の極と同等と見なすことができる。一方、彼の挙げる「気分比」を踏まえた三型（躁型・循環型・うつ型）の具体例を点検すると、いずれの型においても、「抜け目なさ、頑固・几帳面」（躁型）とか「傷つくことをおそれる過敏な自己防衛」（循環型）とか、「秩序と良心的な態度を守る善良なかんしゃく持ち」（うつ型）など「執我」的側面を必ず備えているのが読み取れた。つまりクレッチマーの循環型性格もまた実は熱中性・几帳面の両極を備えているが、ただクレッチマーはその両極性を見落とし、「社交的」の面だけに目を向けた、と考えられたのである。

最後にテレンバッハの「メランコリー型」が点検された。彼は前述のように、うつ病者の病前性格に「几帳面」と、もう一つ質量両面での「自己の仕事に対する過度に高い要求水準」を挙げ、この両性向が結ぶと「危険」だという。仕事面では量と精度が悪循環に陥ったり、対人面では「他人のために尽くす」ことが病気や死の出現で容易に困難になったり、過度に良心的であるため容易に「良心の負担や板ばさみによる危機」を招いたりするからである。要するにメランコリー型の「几帳面」は、「質量ともに過度の要求水準」を同時に伴うため容易に危機をもたらしやすく、実は秩序志向性と秩序破壊性の矛盾する両面をもつと捉えるのが妥当である。この「破壊性」を熱中性と言い換えれば、執着性格と同じ構造になる。

ところでここであえて、右の「熱中性」を「熱情」とし、「几帳面」を「心配性」とか「受苦」の語で入れ換えてみる。ここに透かし絵のように、あらゆる人間に内在しその行為と苦悩の原動力ともなる「パッション」の両極性が浮かび上がってくる。ラテン語系の「パッショ」・「パッション」はいずれも「情熱」と「受苦・受難」の両面の意味をもつ。人間を内奥で駆り立てる運命的ともいえる熱情と、彼の負う苦悩・受難性の密接不可分の関係、一見矛盾した両者が実は表裏の関係にあること、これは実にあらゆる人間に内在する基本問題ともいえよう。この両極性をここでは「熱情」対「心配性」（細心）と表記することとする。

実はここにもうひとつ重要なのが、フロイドのいう「理想的自我」対「現実的自我」の葛藤である。「創造的自我」対「常識的自我」（K）も「霊界への飛翔」対「現世への執着」（ファウスト）もともに、熱中性対几帳面の葛藤とも表現できるが、「理想我」対「現実我」の表現が臨床的にはより似合う。熱中性・几帳面はともに没価値的表現であり、理想・現実はもろに価値に根ざした表現だが、躁うつ病病前性格の特徴は明らかに規範とか価値意識に結びつき、とくにその基本問題が自我理想の高さにあるともいえるため、その点でもこの表現は臨床上欠かせない。

ところでこの「理想我対現実我」の問題は実は、人間の背負う業ともいうべき「傲慢」（ヒュブリス）と「怯懦」、言い換えれば「気負い」と「怯え（慎重）」の問題とも触れあう。ギリシャ神話で、神のもとから火を盗み出したがゆえにゼウスの罰として日々鷲に肝臓をついばまれるプロメテウスの運命が示すように、霊界への飛翔の情熱を秘める人間に宿命的につきまとうのがこの傲慢であり、その影として現世への執着に伴うのが怯懦である。両者の葛藤は、気負いと怯え（慎重）の葛藤として、躁とうつの中に強く内在しているといえよう。

最後にこの「霊界への飛翔」と「現世への執着」は、人間存在における「上昇と落下」の弁証法という問題とも関連する。かつてビンスワンガーは、その現存在分析論への第一歩を標した著『夢と実存』で、人間存在での意味方向性として「上昇と落下」を取り出した(10)。わたしは第一論文でこれを躁うつ病論の基底に据え、躁うつ病を「上昇と落下」の弁証法の硬化による相克・移行として捉えた。今あえてここで付け加えたいのは上下の意味方向性のもつ歴史性である。人類がとりわけ農耕社会に入り、規範が強化され、階層分化から階級分化へと進む過程で、「上下」の方向性は人類史上決定的意味を持つに至った。神話に「地獄」と「天国(極楽)」の対立が導入されるに至ったのもこの時期からである。「メランコリー・マニー」は、こうした上・下の階級分化の過程と同時代的に形作られた精神病の形態、と見ることもできよう。

さて、以上でわたしは、執着性格の「熱中性と几帳面」の両極性に端を発し、「熱情と心配性」、「理想我と現実我」の両極性から、さらに「上下の弁証法」へと論を進めてきた。これらは、躁うつ病者で顕著に現われる特性だというものの、実はすべての人間に内在する普遍的な構造である。そしてこれら四つの表現は、それぞれ特異性をもち、他をもって代えがたい。そこでわたしはこれらを以下で等価値概念として、ただし場合によって適宜、使い分けることにした。ご了承いただきたい。

なお新興の認知行動療法では、歪んだ「基本的信念」としての「スキーマ」(「私はなんの価値もない人間だ」「私は誰にも好かれない」「私は無力だ」など患者の「喪失・価値剝奪・無価値・敗北」等を反映する）を問題にし、治療の最終目標がこれの修正に向けられる。このスキーマはわたしどもの「病前性格」の核に相当し、両者の関係が問題となることをここで指摘だけしておきたい。

2 「メランコリー型・マニー型・循環型」の三型

躁うつ病者の性格型は、几帳面・現実我と熱中性・理想我の含まれる度合いで、メランコリー型・マニー型・循環型の三型に分かれる。その具体像を以下に見よう。

メランコリー型

【症例A】五二歳、男性、会社役員

［病歴］二七歳から四九歳までに四回うつ病になり、入院もした。その後会社役員となり、うつ病は頻発したが、外来治療のみで切り抜けてきた。各うつ病相の後に「解放感で嬉しく、自信に満ち、ファイト満々」という軽躁的時期を経るが、常軌は逸しない。

［診断］反復性うつ病性障害

［性格］〈本人〉几帳面、勤勉で馬鹿正直。身の回りや仕事面でも、すべてあるべき姿にないと気がすまない。クヨクヨ気にし、取り越し苦労をし、先々まで考えてしまう。仕事の始めにも

あれこれ考え、取り越し苦労する。やり始めると凝り性で熱中し、夢中になって他のことは頭に入らない。気分転換が下手で、完全癖が強い。対人面では人の好き嫌いが激しいが表には現さず、部下もあまり叱れない。他人の言を気にし、責任感が強くていい加減にできず、他人が適当にするのを見ていられず、自分でひきうけてしまう。

〈**診察場面で**〉折り目正しく丁重で、礼儀正しい。医師にもへりくだり、言葉の端々にも気をつかう。問いかけには、慎重かつ誠実に構え、やや迂遠だが胸襟を開こうとする。

［**生育歴**］三人兄弟の真ん中に生まれた。幼少時、甘やかされて育ち、勉強ばかりさせられた。兄も弟も頭が良く、自分だけ勉強嫌いで、劣等感を持ってきた。国立一流大学を出たが、いつも自分の能力に引け目を感じ、他人の能力を高くみる傾向がある。

【症例B】女性、四七歳、主婦

［**病歴**］二二歳で見合結婚し、三九歳でうつ病発病。以後八年間に四回のうつ病再発を繰り返している。軽躁期は、周囲からは気づかれていない。

［**診断**］反復性うつ病性障害

［**性格**］〈**夫による**〉生真面目、内気、社交性がなく、強情でもある。非常にきれい好きで几帳面。庭にすこしでも草が生えていると気になる。物事を始めるのに計画性はあまりなく、やり始めると一所懸命になる。例えば、責任番になると夢中になってしまう。正直で悪いことはで

きず、他人の言うことを気にする。話は克明でうるさいほどで、内容は他人とのつきあいが多い。

〈**本人**〉引っ込み思案で気が小さく、依存心が強い。人前に出るのが嫌で交際下手、人の中にうまく溶け込めない。容姿や能力でいつも劣等感をもつ。

〈**診察場面**〉折り目正しく、礼儀正しい。だが言葉少なで、医師にもなかなかうち解けず、発病の事情もあまり語ってくれず、頑固だが、反面、常に感謝の念を表す。

［**生育歴**］名家に生まれ、お手伝いさんに甘やかされて育った。自分で世間知らずだと思う。

A・Bの二例ともに、平沢一が著書『軽症うつ病の臨床と予後』（医学書院、一九六六年）で「几帳面」と総括し、またテレンバッハが「メランコリー型」と名付けた性格像に当たり、日本では長い間議論されてきた歴史をもつ。「新型うつ病」が喧伝されている現在でもなお、しばしば精神科臨床を訪れ、周知の人格像である。

ここで要注意な点は、テレンバッハも平沢も、期せずしてうつ病者の「几帳面」ないし「秩序正しさ」を強調しているが、実際は、一見「几帳面」に覆われている彼らも、よく見ると「熱中性」を秘めていて、例えばAでは「凝り性、熱中する、夢中になる」、Bでは「やり始めると一所懸命、夢中になる」と表現される。A・Bともに几帳面と熱中性の葛藤に捉われているが、その葛藤は自覚されないことも多い。こうしたメランコリー型に内在する「几帳面」と

「熱中性」の矛盾を強調し、あえて平沢・テレンバッハの理解と対置させるため、メランコリー性格を、不等式で次のように表記することにした。

几帳面（慎重）＞熱中性（気負い）

ここには、メランコリー性格もまた几帳面（ないし慎重）と熱中性（ないし気負い）の矛盾を内包しているが、前者が後者より優勢であることが含意されている。

なお、ここであえて二例を挙げたのは、同じメランコリー型でも、一見外向的で包容力に富んで見えるＡタイプと、より内向的で頑固に見えるＢタイプの二つがあり、前者は人に好かれるが後者は逆で、社会的評価は反対になり、それが意外に重要だからである。

マニー型

【症例Ｃ】女性、五三歳、ホテル経営者

［病歴］五〇歳から四回の激しい躁状態を繰り返し、そのつど長い軽うつ期を伴った。
［診断］躁病エピソード（Ｆ30）
［**性格**］〈**娘たちによる**〉負けん気が強く、強がりで、非常に積極的な活動家。感情の起伏が激しく、カーッとなりやすく、熱中しやすい。仕事もいったん始めると夢中になり、他のことは眼中になく徹底的にしてしまう。反面、几帳面で、人に礼儀をつくしたり、物の整理などはきちんとせずにいられないが、物事に熱中すると、それ以外はまったくルーズになる。社交家で

他人に気をつかい、他人に慕われる面もあるが、いったん人を嫌うとひどく攻撃的になり、口汚く相手を罵り、徹底的にやっつける。人の好き嫌いが極端で、非常に子ども思いの面と、ひどく自己中心的な面とがある。一面では理想を追い空想的ロマンチストだが、他面ひどく嘘つき、とくに自分を飾ったり相手を攻撃するときに著しい。体裁屋で人の思惑を気にしやすく、妙に子どもじみたり、要するに「悪魔的な面と神様のような面が同居している」

〈診察場面で〉 一見礼儀正しく気をつかい、情味に溢れ、ニコニコ愛想がよい。非常な饒舌家で、話がくどくて一方的。相手にかまわず話を続け、話に熱中して自ら話に酔い、劇的口調になる。医師にも大変に好意を寄せるかと思うと、一転して逆上し、口汚く面罵する。妙に純粋で理想を追うかと思うと、反面ひどく現実的で、金銭面も汚いほど細かい。プライドが高く、負けん気が強くて執念深く、些細なこともクヨクヨと気にし続ける。一見人当たりはよいが他人と協調できず、感情的に激しやすく、逆上して熱狂的になりやすい。

［生育歴］ 地方の名家に同胞五人の第一子として生まれる。下三人は異母同胞。実母は本人一四歳時に死亡したが、やはり激しい性格で、感情の動揺が激しく異常が目立ったという。二〇歳で旧制女子専門学校卒。同時に望まれて結婚した。三二歳、夫の浮気を契機に離婚し、三八歳で再婚したが、新しい夫とも折り合いが悪く、それから性格の悪い面が目立ち始めた。四四歳でホテル経営を始め、寝食を忘れて打ち込んだ。躁発病はその頃である。

【症例J】女性、五六歳、無職

［現病歴］二八歳時、結婚生活の破綻から軽うつ状態になり、半年後、激しい躁状態を呈した。その後三回の躁発病を経て離婚となり、気持ちも落ち着いた三六歳でピタリと病気が治まった。

［診断］躁病エピソード（F30）

［性格］〈本人による〉負けん気が強く、気が小さい反面、鼻っ柱が強い。積極的・活動的で、社交家に見られる反面、人前に出ると胸がドキドキする面もある。熱中しやすく、一度思い立ったら止まらず、自分の意志を最後まで押し通さないと気がすまない。喜怒哀楽の感情が激しく、ひどく喜ぶ反面、悲しむ。表面では明るく、楽天家で物事にクヨクヨせず、呑気で通しているが、反面猛烈に気をつかい、ちり一つ落ちているのもいやだ。非常に潔癖性で正義感が強い。要するに「陰と陽の両面」を持っている。

［元主治医の見解］誰とでも一見気持ちよくつき合って人をそらさないが、他面、好き嫌いがはっきりしており、一見派手に振る舞うが決して移り気ではなく、好きな人に対してはきめの細かい愛情を示し、長く深くつき合って変わらず、しかも、心の支えをそれらの信頼できる人との交友に置いている。だが、嫌いな人とは徹底してつき合わない。ただ、その場合も義理のある人に対しては拒否せずに適当な気づかいを示し、義理を欠くことはない。身辺がはなはだ清潔であり、処世すべてに几帳面で、不潔を嫌い、考え方は常識的だが自己主張は強く、不正に対してはいささかなりとも妥協できない。マメに行動して億劫がらず、とくに義理のある人

や好きな人の依頼には骨身を惜しまず努め、そのためには相当な無理もする。要求水準が高く、何でも上等のものを選ぶが、さりとて顕揚的という程ではなく、己を心得ている。物質的満足よりも精神的理想を求めている。相当に感情の激しいところがあり、とくに若いときには直情径行の面があった。話はくどく、迂遠に流れやすい。

さて以上を「マニー型」と呼ぶと、その基本特徴は次のように描ける。

まず彼らは、負けん気が強く強気だが、その影に怯えが隠されている。また積極的・活動的で、熱中しやすく、かつ几帳面で、一度やり出すと止まらず完全癖が強い。常識的である反面理想を追い求め、正義感が強く、潔癖で非常に気をつかう。抜け目なく、物事を気にしやすく、執念深いこだわりを示し、見栄っ張りで一方的、などの傾向も現われる。また喜怒哀楽の情が激しく直情的で、熱しやすく冷めやすい。好き嫌いが激しく、好きな人にはとことんよいが、嫌いな人には全然だめ。人に調子を合わせるが、時にお調子屋に流れやすい。要するに表面は明るいが裏に陰を秘めている、などである。

このマニー型の基本特徴をやはり不等式で示すと、メランコリー型の逆になる。

熱中性（気負い）>**几帳面**（慎重）

つまりここでは、熱中性・気負い・情熱など上昇傾向（霊界への飛翔）が前面を支配し、几帳面・慎重・受苦など落下への不安（現世への執着）は裏面に潜むことになる。

実はわたしは、一九七〇〜八〇年代の躁うつ病論の隆盛とその後の凋落の一因が、当時の議論にこの両極性把握が欠けていた点にあり、とりわけこの「マニー型」把握の欠落にあったと考えている。当時、テレンバッハもマニー型の試論を提出したものの、不十分だった。また、わたしが六八年に提出したこの両極性論も、その後大学闘争の中でわたし自身が論の展開を封印したこともあり、充分な理解を得られなかった。以後、ＤＳＭ－Ⅲの導入とともに躁うつ病の本質論議は凋落し、技術的議論に足下を掬われていったのである。

［循環型］

【症例Ｅ】男性、四二歳、代議士秘書

［病歴］二〇歳で発病。初めうつに陥り、次いで躁になった。以後は躁からうつへの経過を五回繰り返してきた。

［性格］〈**妻による**〉正義感が非常に強く、反面気にしやすく、見栄っ張り。仕事面では熱心で凝り性、熱中しやすく、とことん仕事に賭ける。仕事以外に趣味がなく、仕事を楽しんでいる。責任感が強く、頼まれると嫌といえず、後回しにできず、テキパキと几帳面に片づける。凝り性で、非常に神経をつかい、徹底的にやらないと気がすまない。身の回りは几帳面とルーズの両面がある。対人面では、明るく人好きのするタイプで、他人の面倒をよく見る。よく気をつかい、後輩からも慕われる。だが人の好き嫌いが激しく、嫌な人にははっきり嫌と言う。家の

中ではわがままで、亭主関白。思いやりはあり、自覚しながらわがままをする。デリケートな神経の持ち主だが、思い切ったことをする。

〈**本人**〉積極的でやり手と言われる。仕事を適当にさぼることができず、熱中する。無理をするところに生き甲斐を感じ、ギリギリの地点に立たないと気がすまない面がある。対人面でも非常に気をつかうが、人生意気に感ずる面があり、人の好き嫌いは激しい。味方も多く、自分のためには命も投げ出すという人もいるが、反面敵も多く、生意気で頭が高いと言われる。

〈**診察場面**〉明るく、親しみやすくかつ礼儀正しい。一面で折り目正しい気づかいを示すが、他面話し好きで、調子に乗ると冗談をとばし、遠慮なく相手の懐に飛び込んでくる面がある。よく言えば純粋で人が良く、反面調子に乗りやすいところがある。

［**生育歴**］三人同胞の二番目、長男として地方に生まれる。父は地方の有力者だったが本人三歳で死亡し、母も一一歳時に亡くなった。本人たちは祖母と叔父に育てられた。甘やかされ、放任されて、ガキ大将で、ずっと「生意気」で通してきた。大卒後現職に飛び込んだ。

Eさんは循環型とは言え、実は「マニー型」寄りと思われる。したがって「無理をすることに生き甲斐を感じる」といった気負いがより前景に出ている。それに応じて発病形式も、二回目からは「躁からうつへ」となっている。ただ極端なマニー型と異なり、ここでは負けん気はそれほど先鋭化して現われず、性格像は一見より均衡がとれて見える。慎重さは、順境では気負いに覆われて目立たないが、逆境に立つと、気にしやすい・見栄を張るなどとして露呈してくる。彼のような場合を次のように表示する。

熱中性（気負い）＝几帳面（慎重）

より正確には熱中性＞几帳面と表示し、マニー型を熱中性＞＞几帳面と表したいところだが、煩瑣になるため、ここでは避ける。

Eとは逆にメランコリー型寄りの循環型があり、次に提示したい。実は熱中性と几帳面が純粋に均衡している循環型をわたしは今まで知らない。それはないのかもしれない。

【症例F】男性、二四歳、大学院学生

［病歴］一八歳の大学受験時に軽うつ状態に陥ったが、自然寛解した。二二歳の大学卒業時にまたうつ状態となり、外来治療を受けたが半年後に躁転し、重症躁状態を呈して入院した。その後現在に至るまで、さらに二回の「うつから躁へ」の波を繰り返した。

［診断］双極性感情障害（F31）

［性格］明るく、積極的・活動的である。人が良く、他人から頼まれると嫌といえない。賑やかなことが好きで、人の集まりではいつもまとめ役にまわり、ひどく気をつかう。反面気が小

さく、弱気のところがあり、とくに緊迫感に弱く、そういう場面ではまず気分的に参ってしまう。そのため過重な課題とか、人間的な軋轢とかに耐えられない。熱しやすく、冷めやすい。一つのことに凝り出すと熱中し、とことんやらないと気がすまないが、終わるとケロッとし、長続きしない。気分的にもムラなところがあり、とくに近親者の間ではわがままが出て、つい今まで皆で談笑していたかと思うと、プイといなくなってしまうというような面がある。

［生育歴］ 同胞二名の長男として都会に生まれた。父も一度うつ病に罹っている。暖かい家庭の中で育ち、甘やかされて厳しさを知らない面がある。

第五章
病跡学から性格論への寄与

わたしはこれまで自験例を通して、躁うつ病の病前（好発）性格を理念型として構築することを試みてきた。ここでは舞台を変え、躁うつ病を病んだ有名人の病跡を追い、その性格論の検証をしたい。豊富な資料を使用して、人間の創造性の秘密に近づきうるという利点を活用したいのである。

1　ルターと理想的自我

近世宗教改革の突破口を開いたマルチン・ルター（Martin Luther 1483-1546）の先祖はチューリンゲンの農民(11)(12)。父は四人兄弟の長男で、勤勉実直で粘り強く闘志に満ち、末子相続制度のため、若くして家を離れ鉱山労働者として過酷に耐え、やがて工場経営者になり、そして新興都市マンスフェルトの有力者になっていった。質素・勤勉・倹約という禁欲的生き方を全うした立志伝中の人で、近代的市民の祖型といえる。彼は九人の子の中でも次男マルチンに目をかけ、経営者か法律家になるのを望み、五歳からラテン語学校に入れた。彼はルターを厳しく躾け、ルターが少しでも気をぬくと激しく怒り、言うことを聞かないとしばしば笞《むち》打ったという。一方、母親へのルターの言及は少ないが、やはり厳しかったようで、「私の母は、くるみを一つ盗んだというので私を血の出るまで杖で打った。そういう厳格なしつけが私を修道院へ追いやったのだ」と述懐している。

こうして彼の両親とも秩序を重んじ、謹厳実直で仕事熱心だったが、キリスト教には関心なく、民衆的俗信を信じていたという。ルターの入ったラテン語学校も厳しく、彼はこれを後に「暴君と牢獄の見張人に支配されている「悪魔の学校」」と呼び、またこの時代を「地獄と煉獄」の時代とも呼んでいる。

一五〇一年、彼は一八歳でエルフルト大学法学部に入学した。学友によれば、「活発で礼儀正しく勤勉で真面目な青年」だった。一方、自伝などでは彼に「内気、過敏、臆病、過度に良心的なこと、些細な事柄へのこだわり、自罰的な傾向」などが認められるが、反面彼は「生涯にわたってエネルギッシュにローマ・カトリック教会と対決」し、「雄弁で創意あふれる説教、精緻な理論よりも民衆に分かりやすい言葉や表現を使った著述、内容における系統性や首尾一貫性の欠如、大まかな日常性、すぐれた現実的判断」をも示したと、平山正実は彼の性格的矛盾を指摘する(12)。

大学時代の二二歳時、彼は初回のうつ病に罹った。そしてその夏、落雷による死の恐怖の中で修道士になることを誓う、という「雷雨の体験」を経験する。その誓いから、彼は迷いつつも友人や両親の反対を押し切り、大卒とともに一五〇六年から二年間修道院に入った。

彼は生涯に五回のうつ病発病を経験した。第一回は前述の二二歳、アウグスブルグ修道院に入る六カ月前、二回目はこの修道院に入って一〜二年後の二三歳、三回目は一五二一年、ヴァルトブルグ城に保護されていたとき(三八歳)、四回目は一五二七年、農民戦争による部下の死を契機として(四四歳)、そして五回目が一五三〇年、コーブルグ城に蟄居していたとき(四七歳)である。以後彼自身の死(一五四六年、六三歳)に至るまで、周期的に襲う抑うつから解放はされなかった、という。ただし彼は気分変動を悪魔のせいとみなし、この際の絶望的な考えは「孤独と退屈」により準備される、と述べている。またこれらのうつには軽躁が結びついていた。

平山は、マルチンの性格に「対極構造」が内在し、それが創造性と病気をともにもたらしたと正しくも指摘している。その一つは、他罰的要素と自罰的要素、「軽躁性」要素と「抑うつ性」要素の共存で、他罰傾向が免罪符批判という「正義」の追求に結びつき、自罰傾向は自己の罪の追求から「救済」へと導いた。もう一つは理想的自我と現実的自我との矛盾である。若い日々、彼は理想的自我と現実的自我のはざまで罪悪感に悩んだが、それはうつ病時にはより強くなり、彼は救済を願って心の次元に立ち至り、「信仰をもって義となす」の境地を切り開いた。ここから近代キリスト教が、そしてまた近代的自我が発するのである。

最後に、ルターの病型は「双極性Ⅱ型」で、性格は「メランコリー型ないしメランコリー型寄りの循環型」であると見ることができる。

2 ゲーテとデモーニッシュなるもの

次に、近代ドイツ文学の祖として多くの記念碑的作品を残し、躁うつ病を経て八三歳の長寿を生きたゲーテ（von Goethe, J. W.1749-1832）を挙げる。彼の書いた『若きウェルテルの悩み』（一七七四年）は、近代的「自我」の爆発的開花を示し、ヨーロッパにシュトルム・ウント・ドラング（疾風怒濤）運動の幕を開いた。これは第一次産業革命および近代政治革命（フランス革命など）に呼応した文学革命であり、その創作力は彼の躁うつ病と無関係ではない。

手塚富雄によれば、彼の父は職人層の出で、苦労して大学を卒業し、弁護士資格を得たが実務にはつかず、「帝室顧問官」の称号を買い取り、以後不満家の隠遁者として趣味や蒐集に没頭しながら、ゲーテを熱心に教育した(13)。元来非社交的だった父は狷介の度を強め、子どもたちからはやかましい父親として煙たがられ、ゲーテとはよく衝突した。一方、母はフランクフルト市長の長女で、万事にてきぱきとした明朗な性格で、気難しい夫と考え込みがちな息子との間にたって息子の気をひきたてようとした。一歳違いの妹が一人いる。

「父は愛情深く、親切だったが、謹厳なたちだったから、内にいたってやさしい心をいだけば、かえって外には驚くほど徹底した、無類の厳格さを示し、それによって子供たちに最善の教育をあたえ、ゆるぎない家庭を築きあげ、一家の秩序と維持とをはかるという目的を達しようと願った。それにひきかえ母のほうは、ほとんどまだ子供同然で、長男、長女ともども、またその子供たちによって初めて一人前の自覚に達したような人であって、この三人は共に健康な眼で世間をながめ、生活力にも富み、現在の楽しみを享受することを求めた。家庭の中に低迷するこうした矛盾は、年とともに増大していった。父は断乎として、しかも不断にただただ自分の意図をつらぬかんとし、母と子供たちとはまたその感情、要求、願望を投げうつことができなかったのである。

このような事情のもとでは自然、兄妹がたがいに固く結ばれ合って、母の側につき、全体としては禁ぜられていた喜びを、せめて部分的にでもとらえようとしたわけである」(14)以後のゲーテの生活を追うことはやめるが、その人生は決して「調和のとれた」ものなどでなく、恋や仕事への熱中とその後の「逃亡」という事態を繰り返してきた、ともいえる。クレッチマーは、ゲーテの気分変動を、日々起こるものと、季節により交代する感情の循環性動揺、およびその生涯を分節する大きな波、の三種類に分けた(15)。そしてこの波をメービウスに従い七年ごとの周期として、綿密に跡付けた。つまり一七七六年、一八歳の躁に始まり、うつに至る初回発病から、最後は一八三〇、三一年の二年間の躁とその後のうつに終わり、いずれも一〜二年にわたる躁と、その後の長期にわたるうつに特徴づけられ、躁では興奮と詩作と恋愛が始まる、という。

さて、ファウストの説く「天上の霊界への飛翔」と「現世への執着」の「二つの心」の矛盾とは、まさにゲーテ自身のものであった。ユーリウス・バープは、『ゲーテの生涯』で、矛盾に満ちたゲーテの人生をこう述べる。

「ゲーテの生涯は、光と闇、火と水、混沌と秩序、自然と人為のような、宇宙の根本を形成しつつ相対立している二つの要素の、不断の闘争だった。彼の生涯においては、これら二つの要素は、いつも同時に存在し、両者は、交互に支配権を握るのが常だった。資質の目ざめのあとには、驚嘆すべき発展の時代があり、ついで、それに劣らず偉大な自制の時代がつづく」(16)。

ところでゲーテは晩年、しばしば自分の内なる暗部、「デモーニッシュなるもの」について語った。その語り口はあいまいだが、おそらく生涯彼を周期的に襲った「内的情熱の興奮＝エロス＝詩神」の到来を表現したかったのだろう。ステファン・ツヴァイクは後に、人間各人に本来的に生まれついた焦燥を、デモーニッシュなものと呼んでいる。そうだ、デーモンは躁的な焦燥であり、情熱である。それは時に人を襲い、偉大な想像力を掻き立て、かつ危険にも直面させる。

ゲーテの文学は自我の文学であり、自我拡大の文学で、彼は我執の人であるとともに霊界を求める人だった。その現世へのあくなき執着を父から受け継ぎ、奔放不羈《ふき》の天界への飛翔欲求は母から受けた、ともいえる。彼もまた「双極性Ⅱ型」で「循環型」に属すといえよう。

3　北村透谷の「神経質」と「傲慢不羈」

明治初頭の日本に現われて「厭世詩家」を自称し、日本近代文学史上不滅の光芒を放ちながら、二五歳で自死した詩人・思想家の北村透谷（一八六八―九四年）もまた、うつ病に悩む人であった(17)。一八九三年九月、精神の異常を感じるようになり、病気が再発する。一二月には咽喉を突き、自殺未遂。その後、「わが事終れり」としてもはや筆を執らず、翌年五月、自宅の庭で縊死した。

彼は一八八七年八月、恋人（翌年結婚）石坂ミナ宛て書簡で、自己の幼少期を語っている(18)。「生の父は……、傲慢磊落の気風あれども或る一部分に至りては極めて小心なる所もあり、……、又た生の母は最も甚しき神経質の恐るべき人間なり、一家を修むるにも唯己れの欲する如く、己れの画き出せる小さき模範の通りに、配下の者共を処理せんとする六づかしき将軍なり、さて生の神経の過敏なる悪質は之れを母より受け、傲慢不羈なる性は之れを父よりもらひたり」

加うるに透谷六歳から一一歳までの六年間、両親は弟を連れて上京し、彼のみが厳格な祖父母と小田原に残された。祖母は実祖母でなく、彼に冷たかった。このため本来は「不羈磊落、我儘気随」だった彼が、「或る奸曲なるむづかしき創像心にからまれて、物事に考え深き性情」になったと自らいう。そのころ彼は、「楠公三代記」「三国志」などを耽読し、砂浜での戦争ごっこで軍師になる遊びを好んだ。だがこれでも満足できず、「鬱々怏々として月日を過したれば、生は最も甚しきパッショネイトの人物となり、又た極めて涙もろく考へつめてはなかなかにいやすべくもあらぬこまりものとなりたる事も亦明らかならん」

一八七八（明治一一）年春、祖父は中風に倒れ、透谷に優しくなったが、彼はそれに応じられなかった。「実に生は温良なる性質を受くる道には一度も接したる事なしと云ふも不可なかるべし」。透谷の両親は祖父の看病に帰郷してきたが、それも彼にはかえってよくなかった。「生の活発なる心に仇する事は、生の母の神経質より甚しきはなし、又た生の母は普通のアンビションを抱けり則ち生をして功名をなさしめんと思ふの情切なりければ毎夜十二時頃までも窮屈なる書机に向はしめ母自身は是れが看守人たり、又た母は婦女子の性として活発なる挙動遊戯を好まずして生を束縛して殆んど諸ろの頑童等との交通を絶しめたり」

これで楽しみだった戦争ごっこの道も絶たれた彼は、歴史小説に耽っては自分を英雄の地位に置くことのみを望んでいた。

「且つ又た生は既に考へ深かき小児となりたれば諸児の如く笑ひ興じて愉快に光陰を送ると云ふ事出来ず、最も爽快にして豪放なる遊戯にあらざれば楽しみと思ふ事能はざりし又た生は父母祖父母皆、愛情に薄き人々なりと思ひ込みければ生を親愛する者一人もなく人生の価値とすべき所なしと考へ居りけり、是れ則ち後に生をして気鬱病を発せしむべき最大なる原素なるべきか」（三三〇、三三一頁）と。

こうして透谷は、強力な母の躾けと、それへの反抗という葛藤を軸にその性格形成をなし、それが我執的世界での几帳面と熱中性（神経質と熱情）の相克として現われたと解される。彼もまた「双極性Ⅱ型」である。

4　坂口安吾の孤独と焦躁

第二次世界大戦に敗北した日本の社会的混乱は著しく、食べる物にも困窮し、価値観の崩壊は極に達した。その一九四六年四月、『新潮』誌に安吾の「堕落論」が載った(19)。「人間は堕落する。義士も聖女も堕落する。それを防ぐことはできないし、防ぐことによって人を救うことはできない。人間は生き、人間は堕ちる。そのこと以外の中に人間を救う便利な近道はない」「堕ちる道を堕ちきることによって、自分自身を発見し、救わなければならない。政治による救いなどは上皮だけの愚にもつかない物である」

この徹底した論が、当時の世に大なる衝撃を与えた。その安吾もまたうつ病に悩んだ。

一九〇六年（明治三九年）、新潟市の名家に同胞一三人の第一二子として彼は生まれた。広大な邸宅と庭を備え、父は憲政党の名だたる衆議院議員だった。難産で、「私が死ぬか、母が死ぬかの大騒ぎだったと母の口からよく聞いた」（「おみな」）とも、「母は生まれる時から私に苦しめられて冷たい距離をもったようだ」とも記している。父は天性豪邁不羈、県会議員を一五年務めた後衆議院議員となり、漢詩人でもあった。母も旧家の出で、五男四女を産み、妾腹の一人を養女にしている。気丈な女性で、安吾は彼女に反抗し、うっくつした幼年時代を過ごした。一九一一年、幼稚園に入園し、その三月、妹千鶴が生まれて母の愛情を妹に奪われ、「この頃から悲しみと孤独に憑かれてぐみ林の砂丘に遊び、市内の見知らぬ街を彷徨っていた」。この愛情に飢えた幼年期の体質が、安吾の精神の核をつくった。

一九一三年（大正二年）小学校に進むが、学校から帰るなり鞄を家に投げ、夜まで遊びに耽る。母はてこずり、門のかんぬきをかけては毎日叱責する。「私は……極度に母を憎んでいた。母の愛す外の兄妹を憎み、なぜ私のみ憎まれるのか、私はたしか八ツぐらいのとき、その怒りに逆上して、出刃包丁をふりあげて兄（三つ違い）を追い廻したことがあった」（「石の思い」）。幸い成績はよく、県立新潟中学に入学した。だが徐々に反抗的となり退学。三年の時、二度目の落第を家族が恐れて秋、東京の豊山中学に転校させられた。ここで彼は文学と宗教に目覚めた。間もなく父死亡。後には借金のみ残された。

一九二五（大正一四）年、一九歳で豊山中学を卒業した彼は荏原第一尋常高等小学校の代用教員となる。楽な生活だったが、やがて「不幸にならなければいけない」と、求道の厳しさを求める気持ちが嵩じ、翌春東洋大学印度哲学倫理学科に入学。兄の借家に同居し、「睡眠一日四時間、十時に寝て午前二時に起きる生活を一年半も続けた」。また「哲学者は概念を知るのである。僕は一日十五時間程ずつ、概念を克明につめこんだ」（友人宛書簡）ともいう。それで「神経衰弱」

に陥り、住所を転々とするが、一九二七（昭和二）年七月、芥川龍之介の自殺の衝撃で神経衰弱が嵩じ、発狂を予感した。だが、パーリ語と梵語・仏語を学び、辞書を引くことで病気を克服したという。一九三〇（昭和五）年春、東洋大学を卒業した。一九三一（昭和六）年、『言葉』誌に載った「木枯らしの酒倉から」というノンセンス小説が評価され、文壇に登場する(20)。

安吾もまた、神経質と不羈の両極的矛盾に生きる人だった。激しい情熱の人であり、また禁欲的努力の人で、絶えず焦躁に駆られていた。厳しい母へのアンビヴァレンツな戦いの中で神経質や禁欲的努力を刷り込まれ、父から不羈の精神を受け継いできた。彼も双極性Ⅱ型といえる。

5　鶴見俊輔と母の確執

戦後日本のユニークな思想家・哲学者として「思想の科学」の会を主催し、また「べ平連」という市民的政治組織に関与した鶴見俊輔も、うつ病を病んだ。彼は有名な政治家鶴見祐輔の息子として四人同胞の二番目（姉・妹・弟）に生まれた。母はこれも有名な政治家後藤新平の娘である。双方とも士族の出で節倹の思想が身にしみついていた。母は結婚前から母親代わりで苦労し、一七歳で父の部下だった鶴見祐輔と結婚し、夫の祖母・伯母と同居した。

「そういう家の中で、母は、いつもひどくはりつめた気持をもってくらして来たのだろう。このあたりから、私の記憶にはいるのだが、母はくつろぐことのできない人で、そばにいるだけで、こどもの気持もぴりぴりして来た。

何となくのどかな気分で、母と一緒に、空の雲をながめている、というふうな記憶がない。いつ雷がおちるか、と思って、そのおちてくる雷にたいして用意している、というふうだった。一度、いなずまがおこったら、あとは落雷また落雷で、こちらが最終的な自己批判をするまでやむことがないからだ。

小学校にいっていたころ、私は、学校にいても、何か思い出しては不安だった。秘密のものを母に机のひきだしから見つけられて、帰ってしかられはしないか」

「私は、家にかえるのにも、のろのろと道草をくってかえるようになり、学校からのかえりに三時間くらいかけた。……いろいろの道から道へはいりこんで、いくらかでも帰りをのばそうとしていた」

「小さい時から、私は、盗むことをおぼえた。学齢前は、朝まだ暗いあいだにおきていって、菓子を盗んで食べるというようなことだった。そして階段をおりる途中でもうつかまって、しかられた。

「こういう恐ろしい子ができたのは、自分（母）の責任だから、さしちがえて死ぬ」

という趣旨の声涙ともにくだる教訓を何度きいたかわからない。

私は、改めなかった。小学校にはいってからは、近所の中学生と組んで、万引をするようになった。私の母は、金のことを汚ないもののように感じていたので、余分に使う金をくれなかった。

そのために、私は自分で使う金を自分でかせぐ必要があった」
「盗みの次には、家出、女性関係、自殺未遂をくりかえして、学校は三度ほうりだされて、中学校二年でやめた。成績も、平常点は、ビリに近いところにいつもいた」
「『御先祖にすまない』とか『自分の責任だ』とかいう母の教訓は耳にたこができるほどきいたから……」(21)

母方の家系も父方もともに下級武士の流れを汲み、その伝来の教育への思いが母を通して流れ出たと鶴見はみている。ここには現在は崩壊に瀕している「家」の問題があり、家伝来の規範を躾け込み、息子をまともな社会人に育てあげようとする母と、それに反抗する息子の激しい闘いがある。その中で彼の熱情と心配性とが育まれた。彼もまた双極性Ⅱ型と考えられる。

6 ジョン・スチュアート・ミルの「天才教育」

ここでわたしたちは再度、西欧世界にもどってみる。日本ではこれまでのところ典型的に「母親」が問題になったが、西欧世界では「父親」が問題になることが多かったようである。

イギリスを代表する自由主義の経済学者・哲学者で思想家のジョン・スチュアート・ミル(John Stuart Mill1806-1873)がその父親ジェームズ・ミルから受けた「天才教育」と、それにより得た能力と名声、およびその彼が二〇歳のときに陥ったうつ状態、そしてそれからの思想的転換を伴った再起、は有名である(22)(23)。ここで簡潔にその経過を追ってみる。

功利主義者ジェームズは研究と著述とによる貧困の中で九人の子を得たが、長男ジョンに功利主義に基づく徹底した「天才教育」を施した。彼は、「観念連想の心理学」を基礎とした教育理念により、「善行をしたときは誉めて喜ばせ、悪い行為をしたときは非難して苦しみを与えることをくり返すことによって、被教育者の性格を教育者の思うままに形成していくことができるという考え」(関嘉彦「ベンサムとミルの社会思想」『世界の名著49 ベンサム ミル』)で育てられた。

父は何事にも信念を通し、何事もいい加減にしなかった。ミルは三歳でギリシャ語と数学・歴史を、八歳でラテン語を習い、一三歳でリカードの『経済学および課税の原理』を読まされた。彼は正規の学校教育を受けず、休日もなく、同年輩の友人との遊びも禁じられた。

「私の教育の主な欠陥は、子供たちが親からほうり出されて何とか自分でやってゆかされるとか、集団の中にほうりこまれるとかいうことから得られるもののほうにあった」(23)

一四歳(一八二〇年)、ベンサムの弟に招かれ一年間フランスに滞在し、それから独自に読書をし始めた。そこで彼は改めて功利主義的改革の意義に目覚めていった。一八二二年、彼は友人数人と「功利主義者協会」を作り、活動を開始した。二三年、生活の経済的基盤を保障するため、父は自分の勤めていた東インド商会に彼を就職させた。勤務前も毎朝三時間、友人と勉強会を開き、また雑誌に寄稿したり、立会演説会で討論したりの活動が熱心に続けられた。

だが二〇歳のとき、彼に危機が訪れた。「それは一八二六年の秋だった。私はだれしも時々おちいりがちなように、神経の鈍麻した状態にあった。快楽も、快い昂奮も感じなかった。ほかの時なら愉快と感じられることが、つまらなくどうでもよく感じられるような心境であった」。功利主義を奉じて「世界の改革者になろう」とした彼の理想・野望は一瞬にして崩壊した。「私の生涯をささえていた全基盤がガラ〳〵とくずれ落ちた。私の全幸福はこの目標を絶えず追いつづけることにあるはずであった。ところがこの目標が一朝にして魅力を失ってしまった。して見ればそこに至る手段に、どうしてふたたび興味を感ずることができよう。もう私の生きる目的は何一つ残っていないように見えた」（一二〇頁）

この状態が半年続き、マルモンテルの「回想録」を読んで脱出できたが、以後の彼は前とは異なっていた。急進的改革思想を捨てたわけではないが、幸福はそれ自体を求めて得られるものでなく、人間は知的能力と並んで情緒的能力も必要だ、という思想が彼に育っていた。間もなく彼は恋愛をし、結婚した。

7　マックス・ウェーバーの几帳面と熱情

この社会学の巨匠のうつ病については、妻のマリアンネによる伝記をはじめ、多くの論評がある(24)。父親の急死とそれに伴う彼のうつ病発病、そしてその回復過程での彼の思想的再生と学的方法論および生き方の転換など、これほど問題提起的な発病・回復の過程は貴重である。

マックスの母方の祖父は道徳的厳格主義者で、その再婚相手の祖母は信仰心が篤く、この両者間の葛藤が大きな影響をマックスにも与えている、とマリアンネはいう。その次女として生まれた母ヘレーネもまた、信仰心の篤い人だった。一方、父方ウェーバー家は名門商人の系統で、父ヴィルヘルム・マクシミリアンは法律家として市役所に勤め、ヘレーネと結婚し、マックスの生後、代議士に転身した。

マックスは難産で、若い母は苦労した。彼は驚くほど一人遊びを好み、二歳で脳膜炎をわずらい、その後二年ずつ間をおいて七人の弟妹が生まれ、うち妹二人は幼くして死んでいる。母はこれら子どもの養育に献身し、その「精神的指導」を第一の務めと考え、その間に世俗的な夫との精神的距離は徐々に大きくなっていった。

思春期に入るとマックスは反抗的・閉鎖的になり、「反抗と絶望のかたまり」になった。父は家父長的・専制的だった。一方、母は子どもたちに、年齢不相応な「心構えと道徳的態度」を要求した。「無意識のうちに彼女は、謙虚な人間でありながら彼女の父親とまったく同じ流儀で、若い者たちの魂を自分自身のイメージにしたがって形成しようと苦闘していた」、「その上彼女はお説教の癖があり、時々他人の前でも小言をいったが、感じやすい長男はこれを非常に怨み、心のなかで反駁を加えたい気持が湧き上った」(24)

さて、大学生となったマックスは打って変わり、大学生活を大いに謳歌し、ビールを飲み、決闘をし、そして卒業した。彼は論文を書きながら徐々に知的頭角を現し、一八九三年マリアンネと結婚。翌九四年（三一歳）にはフライブルグ大学教授に就任。九七年四月にはハイデルベルグ大学教授に赴任した。その夏、母のハイデルベルグ滞在に父が同行してきたことをマックスが怒り、母および妻の前で父を断罪するという事件が起きた。和解せぬまま父は去り、やがて数週間後友人との旅行先で急死する、という劇的事態が起きたのである。

葬式後、マックス夫妻はスペインへと旅立ったが、帰国するなり彼は仕事にのめりこみ、その過労とともにうつ病が始まった。「或る夜、一人の学生の試験のために例によって精魂をすりつくして来たあとで、頭の猛烈なほてりと強い緊張感とともに疲労困憊が彼を襲った」。医師は「過労と興奮による」と診断し、旅行を勧めた。レマン湖畔で二、三週間過ごし、むしろ昂揚して帰ってきたマックスはまた仕事につき、不眠がはじまった。医者は「冷水療法」を命じたがそれが興奮を高め、完全に眠れなくなった。こうして彼は以後約三年間、うつ病に悩むことになる。だが後に、彼は振り返っていう。

「このような病気はそれなりに好ましいところを大いに持っている。……なぜならぼくの病的な素質は今までの歳月のあいだ、それが何から自分を守るものかはわらなかったが、何かの護符にしがみつくように学問的な仕事に痙攣的にしがみつくということにあらわれていたからだ。……病気であれ健康であれぼくはもうあんな風にはならないだろう」(24)

さて以上の病跡の検討を経て、そこに強い共通点があることに改めて驚かされる。

その第一は、彼らがすべて、「厳しく」躾けられたことである。彼らは親から厳しく規範を埋めこまれ、一方、それに反撥して熱情性（熱中性）を培った。ここに激しい両極性がはぐくまれていったのである。リースマンの指摘する内部指向型の問題である。なお、この躾けは、ドイツ、イギリスでは父親が前面に立ち、日本では母親が前面に立つ傾向がある。

第二に、その背景にある「イエ」意識の強大さであり、父・母はこのイエ権力を担っている。これもドイツ、イギリス、日本のいずれでも同様であったが、現在の歴史的転換により、イエの問題がすでに過去の問題となりつつあることは計りしれぬ重要性をもつ。

第三、したがって今、イエに換わって改めて世代の問題が問われることになろう。つまり「精神病は決して一代にして成らず」という古くて新しい命題からも読み取れるが、精神病に罹る資質の形成をすくなくとも三代前まで追跡する必要があろう。

第四が病型の問題で、本書の記載では如実に現われないが重要な問題として、これら病跡学的症例が、ほぼ最近問題の「双極性Ⅱ型」に属することである。彼らはいずれも明確に多産な軽躁期をもち、作品形成に重要な意味をもった。

第六章
「二つの魂」と生育史

1 「二つの魂」の形成

日本でまだ躁うつ病論の盛んだった一九七六年、中井久夫が「再建の倫理としての勤勉と工夫」と題して「執着性格」の歴史・社会的被規定性を集約的にこう論じている(25)。

「うつ病者が幼少期より父親や父親的な態度で臨む母親などから社会的倫理道徳を自我の中に良心として摂り込み、家族的伝統に答責すべく、自我の弱さを祖先の記憶や家族神話によって補強しつつ育ってきた人たちから出やすいとすれば、うつ病好発性格やうつ病それ自体の社会的被規定性は、むしろ当然であろう」

これを若干修正しながら要約すると、①父ないし父親的な母親が、②「イエ」の伝統を担い、厳しく社会倫理的道徳を躾けようとする。③子は反抗するか素直に従うかのいずれかの仕方で結果として社会倫理的道徳を良心(理想我)として自己に取り込み、④自己の弱さをイエ神話で補っている、という四点が重要である。ただし病跡学の例では、日本では母親が、欧米世界では父親が、この躾けの軸を主に担ってきたと見える。いずれにせよ中井は、理想我が「父性」を通してとりこまれることに、うつ病好発性格の成立の基盤を見ている。

一方、やはり躁うつ病者での「理想的自我」と「現実的自我」の葛藤を重視するフロイドは、理想我の由来を、父と母双方への二つの同一視の「結合」によるといっている(26)。「エディプス・コンプレクスに支配される性的段階のもっとも一般的な結果として、自我の中の沈澱がおこると仮定することができよう。この沈澱とは、ある仕方で、たがいに結合した二つの同一視の設立にほかならない。この自我変化は特殊な立場を保ち、自我理想あるいは超自我として、自我の他の内容に対立することになる」

中井もフロイドも、理想我の成立についてそう違ったことはいっておらず、その見解は一見ほぼ妥当とも思われる。

これに対してニーチェが、『人間的な、あまりに人間的な』で鋭い警句をはいている。「両親が生き続ける。――両親の性格や志向の関係にあった解決されてない不協和音は、子供の本性の中で響き続けて、彼の内的受難史をなす」(27)

この文は、「二つの魂」の葛藤が、両親間の違和から生じてくることを鋭く指摘する。これが妥当と思われるのは、とくにゲーテ、マックス・ウェーバーである。両者ともに母が理想我をそして父が現実我を代表していると思われる。また透谷、安吾、俊輔いずれの場合も、両親間の違和が指摘されている。いずれも母親は神経質などで、父が傲慢不羈（透谷）・豪落（安吾）などである。してみると問題はむしろ両親間の葛藤にあり、子どもにおける現実的自我と理想的自我の葛藤はこの両親間の葛藤に由来すると見るのが妥当とも考えられる。

しかし、そもそもこのように父と母への同一視が融合せず、葛藤する場合をどう考えたらよいのか。フロイドにとってこの質問は論外であるようだ。フロイド理論では、抑圧をめぐっても、両親間の結合はゆるぎないように見える。だがそれで、問題は済むであろうか。

わたしたちの症例では、Fが、両親仲がよく、そこでは「結合」の理想形成が認められたとも考えられ、その家庭と実社会の厳しさとのはざまに、現実的自我が造られた、と見ることもできる。ちなみに肝心のKさんの母は、「夫唱婦随だった」と語られていた。

ここでは「二つの心」の由来について、これ以上の解明をいったん断念し、両親への同一視の「結合」が成立する場合も、逆に両親の違和のため「結合」が成立しない場合も、いずれも理想我と現実我の葛藤は生じうると考えておく。いずれにせよ問題は、まず父母間の関係が中心で、そこに「家」の伝統がからみ、さらにそれを囲む社会が関係するという複合構造の中で、複眼的に理解されねばならないだろう。

2 「厳しさ」と「甘やかし」の問題

病跡的症例を通して痛感することは、彼らがしばしば過酷なまでに「厳しく」育てられ、そこから「二つの魂」の相克が由来したと思われることだ。しかもそこに「家」の問題が加わり、問題は増幅された。

ところで、ここに対極的な「甘やかし」の問題が入ってくる。この「甘やかし」からも「二つの魂」は生じるといえよう。上記の病跡例ではその例は見られなかったが、それはたまたまだったかもしれない。「甘やかし」の例は、日常臨床でよく見られる。第四章2の前掲例では、少なくとも症例A・B・E・Fがこれにあたると考えられる。二例を簡略し再掲する。

【症例B】主婦…同胞一〇人の第一子として良家に生まれた。甘やかされ、世間知らず苦労知らずで、物質的には思い通りだった。他面、同居の祖母が厳しく、それにはなにもいえなかった。わがままで威張っていたが内弁慶で、女学校卒まで付添がいないと外出できなかった。

【症例E】自由業…三人同胞の二番目、長男。父は有力者だったが、本人三歳時に亡くなり、母も一一歳で亡くなった。本人たちは祖母と叔父に育てられた。甘やかされ、放任されて、がき大将として成長した。旧制中学に進んだが、ずっと「生意気」で通してきた。

右の二例から、問題点は明らかと思われる。つまり「厳しい躾け」では規範の過剰が問題になったが、「甘い躾け」では規範の不足が問題であり、両者とも社会（世間）に出て試される以上、問題は実は表裏をなしている。「甘い躾け」で規範意識の不全を意識せざるをえない子どもは、自分の中にかえって硬い「理想的規範」を作り出すしかない。それが「過度の几帳面」として現われることになり、理想自我と現実自我の葛藤の母体となるのであろう。

3 躁うつ病は遺伝か環境依存か？

最後に「躁うつ病は遺伝か？」という問いに向かいたい。この問いはある意味で患者からも、家族・市民からも、永遠に続く問いでもあろう。それゆえわたしは、まずその答えの理念的道筋を立てておきたい。

これまで述べてきたが躁うつ病は、特有の性格特徴をもつ者が特定の状況下で陥りやすい病である。したがって病自体は遺伝せず、問題は「性格」である。では病前性格は遺伝するのか。

この問いには、性格学の泰斗クラーゲスの方法を用いると答えやすい。彼は広義の性格を、「資性」（Stoff）と「気性」（Gefuege）および「動向（関心）」（Triebfeder）の三層に分ける。資性は人の才能・天賦つまり人の能力を表す。気性は従来の「気質」（Temperament）に相当し、「緩急的属性」ないし兼ね合い的属性で、内的生命が音楽のようにテンポないしリズムをもつことを指す。最後に動向は、その人の向かう「関心」ないし性向であり、執我欲と捨我欲の両極に分かれる。

この方法に従えば、まず「資性」は生来のもので、主として遺伝性といえる。これに対して「動向」は両親および家族・社会（つまり環境）を通して獲得されたものであり、「気質」はその中間、つまり半ば遺伝性で半ば獲得されたもの、と考えることができる。躁うつ病の病前性格は、この「動向」における執我と捨我の相克に求められるため、主として非遺伝性で、両親・親族および社会との関係を通して獲得されたものと考えられる。なおこの方法によれば、わたしたちは気質と性格の違いにもっと鋭敏であってよい。例えばわれわれが発病状況をめぐって議論するときの主題は、「気質」でなく動向としての「性格」なのだ。

では改めて躁うつ病は遺伝性か？

こう答えることができる。「それは遺伝性ではない。なぜならば、躁うつ病を生ずる中核としての〈躁うつ病性格〉ないし〈二つの魂〉は遺伝性でなく、両親・親族・社会を通して個人に埋め込まれ、獲得されたものであるから」。躁うつ病者のデーモンは、こうして親・親族・社会との関係から了解され、了解的な理想型として構成されうる。

なお、わたしの「遺伝か環境か？」という発想はすでに硬く、いささか古いのかもしれない。例えば神庭重信は、新たなＤＮＡ遺伝学の視点から、遺伝子と環境とが双方向に影響し合うという「遺伝子・環境相関」の立場をとり、執着性格をその両方向から捉え返そうとしている(28)。今後、この両者の相補的相関性がもっと緊密に捉え返されることがありえよう。

4 「新型うつ病」について

うつ病の患者さんと対応していて、「あれ?」と思うようになったのは、確か一九九五年頃からだと思う。彼らの若い世代で義理堅さが減り、攻撃性が増えてきたように思えた。あたかも日本の「バブル経済」がはじけ、日本社会が厳しいリストラの嵐に直面し始めた時代だった。その後間もなく、若者において「新型うつ病」という言葉が出てきて、あいまいな概念のまま、最近ではけっこう流行している(29)。あえてその特徴を挙げてみよう。

まず第一は、前述の諸類型に表わされるような従来の「メランコリー型うつ病」とは、ひと味異なる病態の系譜が挙げられる。第二に、臨床的特徴としてよく挙げられるのが、他罰性(攻撃性)、選択的抑うつ(遊びはできるのに仕事はできない)、他者との関係で不満やトラブルを抱える(若者の)社会的未熟性、自己愛性、あるいは表面的行動と一致しないうつ症状の訴えなど、主として負のイメージで語られる。第三に、薬や心理療法がほとんど効かないとされ、社会復帰に困難がある点が強調される、などである。実にこの「新型うつ病」問題は、うつ病の病像および病前性格が時代の変化とともに移り変わるという、歴史的・社会的被規定性の問題を提起していると考えてよい。

ところで「新型うつ病」が語られるとき、それに対する「旧型」は、「内因性」で原因は分からず、抗うつ薬服用と休息とでよくなる、という含意で語られることが多い。だがそれは誤解で、少なくとも一九六〇年代からはすでに日本でも、状況因を中心に新しいうつ病論が始まっており、治療困難例も多く存在した。むしろそこで浮き彫りにされる問題は、新旧双方とも「うつ病」概念自体があいまいであり、さらにいえば躁・うつの両極的理解の欠如という点にこそある。それは同時に病前性格を見る両極的視点の欠如でもある。

今わたしたちは改めて、「躁うつ病」とは何かを、その病前性格を含めて問い返すべきである。

参考文献

1　千谷七郎『漱石の病跡』勁草書房、一九六三年
2　森山公夫「躁とうつの内的連関について」『精神神経学雑誌』六七巻一二号、一九六五年
3　森山公夫「両極的見地による躁うつ病の人間学的類型学」『精神神経学雑誌』七〇巻一〇号、一九六八年
4　H・テレンバッハ『メランコリー』木村敏訳、みすず書房、一九七八年
5　布施邦之「反応性うつ病の力動的構造に関する臨床的研究」『精神神経学雑誌』六二巻九号、一九六〇年
6　保科泰弘「うつ病者に関するTATの研究」『精神神経学雑誌』六四巻八号、一九六二年
7　平沢一「うつ病にあらわれる執着性格の研究」『精神医学』四巻四号、一九六二年
8　L・クラーゲス『性格学の基礎』千谷七郎・詫摩武元訳、岩波書店、一九五七年
9　エルンスト・クレッチメル『体格と性格』相馬均訳、文光堂、一九六〇年
10　L・ビンスワンガー『夢と実存』荻野恒一訳、みすず書房、一九六〇年
11　徳善義和『マルティン・ルター』岩波新書、二〇一二年
12　平山正実「マルティン・ルター」『躁うつ病の精神病理1』笠原嘉編、弘文堂、一九七六年
13　手塚富雄『人類の知的遺産45・ゲーテ』講談社、一九八二年
14　ゲーテ「詩と真実」『ゲーテ全集　第九巻』菊盛英夫訳、人文書院、一九六〇年、一九八頁

15　E・クレッチュマー『天才の心理学』内村祐之訳、岩波文庫、二〇一一年
16　バープ「ゲーテの生涯」『ゲーテ全集　第一二巻』浜川祥枝訳、人文書院、一九六一年、二一九頁以下
17　桶谷秀昭『北村透谷』筑摩書房、一九八一年
18　北村透谷『人生に相渉るとは何の謂ぞ』桶谷秀昭編、旺文社文庫、一九七九年
19　坂口安吾『堕落論』
20　『新潮日本文学アルバム35　坂口安吾』新潮社、一九八六年
21　鶴見俊輔「日常生活の思想」『鶴見俊輔集10』筑摩書房、一九九一年、五六〇、五六一頁
22　菊川忠夫「J・S・ミル」『人と思想18』清水書院、一九九六年
23　『ミル自伝』朱牟田夏雄訳、岩波文庫、二〇〇九年、四〇頁
24　マリアンネ・ウェーバー『マックス・ウェーバーⅠ』大久保和郎訳、みすず書房、一九七〇年
25　中井久夫「再建の倫理としての勤勉と工夫」『躁うつ病の精神病理1』笠原嘉編、弘文堂、一九七六年
26　フロイト「自我とエス」『フロイト著作集6』井村恒郎・小此木啓吾ほか訳、人文書院、一九七〇年、二八〇頁
27　ニーチェ『人間的な、あまりに人間的な(上)』阿部六郎訳、新潮文庫、一九七六年
28　神庭重信「うつ病の行動遺伝学的構造」広瀬徹也ほか編『うつ病論の現在』星和書店、二〇〇五年
29　「特集　うつ病のアポリア」『精神医療』68号、批評社、二〇一二年

III

発病の構造について

第七章
「うつ病発病状況」論の軌跡

1　第二次大戦後の民主化推進と状況論の興隆

あらゆる歴史的時代は、仮にこれを平均二〇年単位で切って見ると、それぞれ特異な様相を示し、固有の価値と意味をもっている。第二次世界大戦後の先進諸国における一九五〇、六〇年代は、高度資本主義社会の画期的な復興・展開期だった。それは大量生産と合理化を軸に歴史上未曾有の経済成長をもたらし、先進諸国の旧市民社会秩序の根底をゆるがして大衆消費社会へと突き動かし、またファシズムへの反省を踏まえた民主化・人間主義化の嵐を全世界的に、しかも社会の全領域にもたらした。

精神医療の領域では、精神障害者処遇の民主化・解放化とともに狂気理解の人間主義化という革新がもたらされた。一方で巨大精神病院に鉄扉の解放化運動が起き、これは治療共同体運動という処遇の民主化を伴った。例えば英国で、初めは一九四〇年代末から散発的に、やがて五〇年代には大々的に解放化が試みられ、ついには六〇年代に始まる全欧米諸国にわたる巨大精神病院解体のうねりへとつながっていったのである。

それと呼応して「学」の面では、「内因性」という「険壁」の解体作業が始まった。古典的精神医学では、躁うつ病も統合失調症もともに「本態不明の内因性精神病」で、基本的には遺伝的な脳の病気、という負性にからめ取られてきた。そこを攻めたのが、うつ病の「誘因」論ないし「発病状況論」で、うつ病は「本態不明の内因性の病気」ではなく、特有の過酷な状況（誘因）でもたらされ、人間的に理解しうるものだという考えが、この一九五〇年代のドイツに浸透していったのである。これは、はじめ精神病の「発病誘因論」として、やがて五〇年代後半からは「発病状況論」として展開された。この背景には、悲惨な戦争体験の国民的共有が生きているといわれる。

さて、「内因性うつ病の誘発」問題は、古典的先例としてランゲの有名な「引っ越しうつ病」（一九二八年）に端を発し、その後の空白期間を経て一九五〇年から約一〇年間、ドイツで爆発的な議論を呼んだのである。その一端をテレンバッハの著書から拾ってみる（1）。

①一九五一年…シュルテ「荷降ろしうつ病」（Entlastungsdepression）を提起（重荷を背負っていた人がそれを降ろすことでうつ病に陥る）

②一九五一年…ビュルガー＝プリンツ「根拠喪失うつ病」（Entwurzelungsdepression）（ある地域

に住んでいる人々が有していたあらゆる社会心理的絆を失うことによりうつ病に至る）

③一九五二年…ヴァイトブレヒト「内因反応性気分失調」（Endo-reaktive Dysthimie）（「疲弊・栄養失調・出産・流産・重い持続的な心理的負荷・故郷や安住の家の喪失」などの心因・身体因反応性諸要因は重大な意味をもち、内因性要因と絡み合っている）

④一九五四年…ヘフナー「実存うつ病」（Existentielle Dpression）（価値実現の可能性を奪われて実存的挫折に陥り、うつ病に至る）

⑤一九五七年…キールホルツ「疲弊うつ病」（Erschoepfungsdepression）（心因性障碍に属する単純な抑うつ性の異常発展）

⑥一九五八・五九年…パウライコフ（内因性うつ病の誘発に際しての「状況（situativ）の影響」について二回にわたり指摘し、状況概念を浮かび上がらせる）

⑦一九五九年…フェルケル「神経症性うつ病」（Neurotische Depression）（抑うつ性神経症と神経症的病前状況をもつ内因性メランコリーの両者間の区別は時に困難）

⑧一九六〇年…テレンバッハ（著書『メランコリー』出版）

右に見られるように、ほぼこの一九五〇年代の一〇年間に内因性うつ病の誘発性ないし状況因が密集して論じられ、それをいわば集約して一つの結論に導いたのがテレンバッハだった。もちろん、こうした発病状況論による「内因性」の浸蝕は、うつ病領域に限らず統合失調症領域でも進められ、そうした努力の集約点が、ビンスワンガーによる現存在分析の大著『精神分裂病（統合失調症）』（一九五七年）の成立だと見ることもできる。

第二次大戦後、「実存主義」がマルキシズムと対抗する二大潮流となり、状況論は実存主義の核となったが、状況論隆盛の社会的基盤として戦後資本主義の進捗と産業構造の変化に伴う社会共同体の解体を挙げることができる。「状況」概念は、それまで人間主体と無関係に成立すると考えられた「環境」概念に代わり、人間主体も参加して構成する意味で用いられ、環境に規定される面とそれを規定し（構成し）返す面とをもつ。この構成し返す面の強調が状況に特有で、これは第二次大戦後の先進諸国で、旧い社会共同体が解体度を高めたことと関係する、と見ることができる。旧来の環境に規定され、慣習に従う惰性的行為に代わって、人間の主体的「投企」が強調される時代になったのである。

こうして精神病の「内因性」概念が解体されてゆく度合いは、一方では精神病院の解放度・解体度と比例し、他方では旧社会共同体の解体度とも並行していた。病院・旧共同体はともに狂気を囲い込み、外からの透視を拒んできたのである。

さて、五〇年代うつ病発病状況論のもう一つの寄与は、発病状況の二系列を示した点である。一つは、キールホルツやテレンバッハの示す「負担過重」の方向である。仕事を中心とした生への「重荷」の加重がうつ病をもたらすことを、テレンバッハの論は説得的に示した。ところでもう一つの系列が、それとは一見まったく逆の「荷降ろし」（シュルテ）とか「根拠喪失」（ビュルガー＝プリンツ）の系列である。つまりここでは「重荷」（Lastung）対「荷降ろし」（Entlastung）という一見矛盾する二系列が、ともにうつ病発病に関与している。だがこれは、「荷降ろし」をむしろ空虚へ向かう幻滅と捉えると納得される。つまり、「荷降ろし」も「根拠喪失」もともに患者がそれまで担ってきた生の意味・価値の喪失への危機、幻滅として捉えるのである。こうして五〇年代うつ病論が示すうつ病発病状況の二系列とは、「重荷」と「幻滅」なのである。なお、古典的な「引っ越しうつ病」は、この二系列を併せて含む好例である点でも重要である。

2 テレンバッハのうつ病発病状況論――「閉塞と停滞」

テレンバッハは実存哲学者ヤスパースに従い、状況を次のように定義する。「われわれが状況の語のもとに理解するのは、人格と世界とがその根源的なつながりにおいて交互にはっきりと姿を現してくるという事態なのであって、それを人格の側に即して見ると、素質、性質、態度、人柄といったものが見てとれるようになる」(1)。状況の本質は「人間の参加する状況」（ボイテンデイク）であり、「生きられる状況」であるから、逆に「状況付けられた人間」（ミンコウスキー）の多様な形姿が見られることになる、という。ここでテレンバッハはあえて「状況構成」の語を用い、メランコリー親和型の人自身が状況づくりに関与していて、彼が「彼の状況を〈状況構成〉する」点を強調する。こうした状況ないし状況構成にこそ、うつ病の人間学的病因論の立脚点が求められる、というのがテレンバッハの想いだった。これは妥当な見解といえよう。

ところで、メランコリー親和型の人が直面しやすい困難は、まず「空間性」では、几帳面を守るために「自らを秩序の中に閉じ込める」ことが挙げられる。これをテレンバッハは「**インクルーデンツ**」(「閉じ込められてあること・**閉塞**」)と呼び、内因性うつ病の病因的布置(状況)と捉える。つまり、メランコリー親和型の人は、例えば仕事面では過度の几帳面さを求めながら、同時にそれを質量ともに高い水準にしようと求める。量を増やそうとすれば当然几帳面の質は落ちる。だが彼はあくまでも両方を求め、大量な仕事を几帳面に処理しようとする。ここに当然矛盾が生じ、彼は自己撞着に陥る。これこそがうつ病発病をもたらす「インクルーデンツ」であり、「インクルーデンツとは、自己撞着のうちに閉じ込められていることである」とテレンバッハは言う。

つまりテレンバッハは、患者の仕事への「要求水準の高さ」(質量ともにより高く!)を「几帳面」(秩序性)という属性に含めようとしているのだが、ここにはそもそも無理がある。ここで「几帳面への固執」を執我的・うつ的傾向を表すとすれば、「要求水準の高さ」はむしろ献身的・躁的傾向を表すと考えるべきであろう。むしろこのうつ的と躁的の両傾向がせめぎ合い、自己撞着に陥る可能性をもち始めることこそが発病状況だと考えるべきである。

同様の「自己撞着」が時間性に現れる形を、彼は「**レマネンツ**(**停滞**)」と呼ぶ。これは「自己自身におくれをとり」、そのために「負い目を負う」ことである。空間性では彼は「若きウェルテル」を参考にしたが、時間性ではキェルケゴールが著書『あれかこれか』で「憂うつ」を、自己存在の本来性を求める決断を怠った負い目から生じるとしたのを参照する。ここではうつ病者が、いったん決断を回避（うつ的動向）したにもかかわらず、その後、繰り返しそれにこだわるという点に躁的動向が認められると、わたしは考える。

さて、以上見てきたようにテレンバッハは、うつ病の「発病状況」として、うつ病者における時空性の変化をインクルーデンツおよびレマネンツとして取り出したが、これによって実はうつ病への移行後の状況を見ているともいえる。精神病の発病は、先にも述べたように、正常からの意味連関性（了解連関性）の転（変）調として生ずる。ここには時空性の転（変）調が軸をなしている。テレンバッハのいう「閉塞」・「停滞」は、この時空性の変容が主題となっており、むしろ、うつ病発病後の変異として見るべきである。

こうしてテレンバッハの発病状況論は、旧来の内因性論を打ち破ろうとする狙いの正当性にもかかわらず、「うつ」という単極的視点にとらわれたこと、および発病状況の名のもとに実は病的状況を呼び込んでしまったこと、の二点で失敗しているといわざるをえない。

第八章
わたしたちの躁うつ発病構造論

わたしたちは、あくまでも躁うつ発病の両極性の視点を堅持し、テレンバッハの失敗した地点から出発して、進行中の発病状況をどう捉えるかを問題としたい。同時に、発病状況論を「発病構造論」と呼び変えて、発病の状況を構造的に捉えることを強調しておきたい。

1 うつ病発病の構造

【症例A】メランコリー型躁うつ病（前掲、第四章の2）

二七歳、会社からヨーロッパ出張を命じられ、遠い異国での生活を思って不安になり、不眠が続きイライラして絶望的となり、出航中の船上で何回も海に飛び込もうとした。周囲に異常を気付かれ、日本に強制送還され、うつ病として入院した。三カ月で恢復し、また熱心に会社で勤務を続けた。二回目の発病は四三歳、職場内の昇進で責任ある立場に立ち、ある大きな仕事の責を負わされて取り越し苦労が始まり、うつ病に陥った。三カ月で寛解し、退院後転勤。地方支店長になり「お山の大将」で快適な勤務だった。

四七歳で本社に戻り、会社役員に就き、優秀な重役陣に伍して仕事を始めたが、以後いつも他の重役と比較されているように思い、引け目を感じた。この時期、やはり大きな仕事の責を負った取り越し苦労から三回目のうつ病を発病し、三カ月入院で寛解した。ところでこの回以後、職場の状況が変わらぬまま、Aさんは毎年のように発病を繰り返し、病気が頻発した。発病はいつも、大きな仕事の責任を負い、その困難さの「影に怯える」場合か、逆に責任ある仕事を熱中してやり遂げた後に「ホッとし、ガッカリして」か、どちらかである。各うつ状態の回復期に軽躁的な時期を経るが、常軌は逸しない。

ここで大事なのは、Aさん自身が、うつ病発病の仕方を二通りに分けている点である。第一は「自分の気の進まない仕事とか、過重に思える仕事に立ち向かうとき、始める前からその影に怯えてしまう」場合で、第二が「仕事を懸命に熱中してやり遂げた後、ホッとし、ガッカリしてしまう」場合である。この前者は、すでに第七章の1で見た「重荷」の場合に相当し、テレンバッハが熱心に考察した過程でもある。これを「**重荷状況**」（**Belastung**）と呼ぶ。ここでは「几帳面」（秩序愛）の負担が過大となり、仕事への期待過重の影に怯えて、もがけばもがくほど悪循環を生じ、窮地（ジレンマ）に陥ってゆく。ただしここで、もがきの悪循環の中ですでに仕事の目標が色褪せて見え、幻滅が呼び込まれてくる点を注意しておきたい。つまりここで「重荷」は幻滅を含んでくる。

一方後者は、「荷降ろし」に相当する。Aさんが「ホッとし、ガッカリ」するのは、過熱してきた仕事が終わり、空白が訪れて幻滅へと至る過程で、これを「**幻滅状況**」（**Enttaeuschung**）と呼ぶことにする。ここでは、「熱中」とか献身が破綻し、馬車馬のように仕事に邁進した熱中により得られていた幻想的一体感が、仕事の終了とともに失墜し、生じた空白から幻滅に至るのである。そしてまたここで、幻滅は「重荷」を呼び寄せる。幻滅の中ではもはや、何をするのも「重荷」と感じられるのである。

【症例E】循環型躁うつ病（前掲、第四章の2）

［病歴］初回発病は第二次大戦に敗れた秋、二〇歳で、旧制高校の生徒だった彼は、戦争にすべてを賭けていたが、敗戦で「すべてが無くなった」と感じ、世相の混乱を憂え、憤懣やるかたなく悶々とし、不眠からうつ状態に陥った。翌年、高校時代の友人が来て「しっかりしろ」と励まし、それを機に彼は躁転した。郷里の小学校を遊説して回り、憂国の情をぶちまけたが、異常を気付かれ精神科入院三カ月となった。

二三歳の春、彼は上京して私大に入り、かたわら政治家秘書として熱心に働いた。二六歳の暮れ、大学卒業と総選挙とを控えて彼は選挙運動に張り切りすぎ、二回目の躁病が始まった。翌年秋、総選挙が終わるとうつ状態に陥り、自分をひどくつまらぬ人間と感じ、精神科に入院。入院後肺結核が発見され、結核療養所に転じて療養生活を送るうち、うつ病は治まった。三〇歳で恋愛結婚をしている。

三回目の発病は三七歳の暮れ、やはり選挙を機に躁状態となり、飛び回っているうちに吐血し、胃潰瘍の診断で内科病院に入院。その後、うつ状態になり精神科に転入した。今回は自分の将来が不安になり、「この厳しい時代にこんな病気になり、のりこえて行けるのか」と悶々とし、希死念慮も出てこれまでになく深刻な苦しみを経験した。

この回以降、病気は頻発するようになった。四回目は三八歳暮れから三九歳夏まで。やはり選挙運動を機に躁状態となり、約三カ月後うつに転じ、入院した。この後退院してから、彼は職場での失地回復に焦り、しばらく社会生活に乗れず悶々としていたが、やがて暮れの忙しさから躁転した。五回目も同様の経過をたどった。

Eの初回のうつ病発病は、典型的な幻滅状況を表している。戦争にすべてを賭けていた彼は、敗戦で「すべてが無くなった」と幻滅し、かつ世相の混乱を憂えて悶々とし、不眠からうつに陥った。以後彼は選挙のたびに躁となり、それが一段落するとうつに落ち込むことを繰り返した。つまり選挙に熱中・献身することで躁転し、その熱中・熱狂が冷めることによる幻滅からうつに落ち込んだのである。しかもこのうつに、社会的な失地回復の苦悩（＝「重荷」）が加わることで病状がより悪化していった点も教訓的である。

Ｅさんから学べることは、彼のうつ病への道はまず「幻滅」により準備され、悶々たる苦悩（重荷）が加わることにより、うつが悪化するという事情である。この幻滅は、彼の示す熱中性、つまり「無理すること自体に生きがいを感じ、ギリギリの地点に立たないと気が済まない」傾向、そして彼の「気負い」が、一気に崩壊することに由来する。これは、症例Ａの仕事を終えた後の「ホッとし、ガッカリ」する状態に相当する。関連していえば、よく見られる近親者・愛人などとの離（死）別後のうつの場合も、この幻滅に属する。例えばある二〇歳の女性は、最愛の父が突然死し「自分の分身をなくしたように感じ」、生きることが空しく、うつ病に至った。

こうして、うつ病発病状況としては「重荷」と「幻滅」との両面が関連してくるのであり、しかもこれが両極的に、裏表に作用している点が重要である。そしてこの両者の比率には軽・重の比がある。つまり、症例Ａのうつ病頻発型では、うつ病発病状況は、「**重荷∨幻滅**」として、Ｅの（躁病優位の）循環型では、「**幻滅∨重荷**」として、表現される。

ちなみに加藤敏はうつ病の発病状況から、愛の領域に関連した「愛情関連性うつ病」と仕事の領域に関連した「仕事関連性うつ病」とを分け、前者はフロイドが論じ、後者を下田・テレンバッハが論じた、と述べている（2）。これはわたしたちの論と触れあう点が多く、重要な指摘である。

2　躁病発病の構造

うつ病の発病状況については平沢やテレンバッハの入念な仕事があり、それを基盤に論議を展開することができた。だが躁病の発病状況については未だ本格的には手がつけられておらず、独自に問題を立てねばならない。ただしその手がかりは、これまでの論議で十分に準備されている。Eさんの「熱中からの躁転」は大きな手がかりとなる。

【症例G】二一歳、女性、会社員

［性格］〈本人と妹〉負けん気が強く、小心な反面鼻っ柱が強い。表面は明るく、はしゃぐが、実は内気で人見知りし内心を他人に明かさない。非常に気をつかい、人当たりは良く、女の友人たちからは頼られ、「女親分」である。正義感が強く、不正にはひどく反撥する。他面、くよくよ考えこみ、他人の影響を受けやすく被暗示性が強い。

［生育歴］同胞七人の五番目、三女として地方に生まれた。父は牧場を経営。先天性股関節脱臼で歩行障害があり、そのため小学校で男子にいじめられ、泣かされた。内心では「なにくそ！」と思い、家族には絶対に秘めていた。以来、彼女は男に恐怖を抱いた。中学に入り気分の動揺を自覚した。試験前やいじめられた後にはひどく憂うつになり、心臓の圧迫感を覚える。

その後は逆に非常にはしゃぐ、ということが続いた。高校は女子校に進んだためいじめがなく、彼女は活発で友人の中心になり、皆から頼られた。高卒後「いじめた皆を見返す」との思いから上京し、女子短大に進学した。ここでも周りが女性だけで楽しかった。二一歳で短大卒後、彼女は大手会社に就職し、そこでまた男子の中に入ることになり、劣等感と不安を抱いた。**［発病状況］**不安を抱き働いていた彼女の上司に「やり方の汚い」人がいて、ずっと我慢していたが、秋に入り彼女の女性同僚が不満から会社を辞めた。それから発憤し、「自分がやっつける」と気負い込み、皆の意見を代表するつもりで上司と衝突し、職場改善にとり組んだ。意見は多少容れられたが、同時に強い不眠で一睡もできない状態が一週間続き、徐々に「現実から離れて空想の世界に入った」と感じ、急速に狂躁状態が始まった。

これは躁病発病に至る一つの典型例である。Gは生来の歩行障害から男子にいじめられ、男性恐怖と女性間での親分肌、受難と情熱という両極間でゆれて生きてきた。就職後は対人不安の中で上司の不正に憤り、持ち前の正義感から、やるしかないと気負い込み、立ち上がった。そして熱中から躁転へと事態は急速に進んでいった。こうした躁病発病状況を、価値実現（獲得）にむけての「**緊迫状況**」（**Spannung od. Dringlichkeit**）と呼ぶことにする。

実はこれは、前掲症例Eでの躁病発病状況にも妥当する。「無理をすることに生き甲斐を感じ、ギリギリの地点に立たないと気がすまない」という彼の意気込みは、この症例Gに似て、価値実現（獲得）にむけて自ら緊迫を呼び寄せる（状況構成する）面がある。ここに焦点を合わせて、あえてもう一例を示す。

ある二〇歳の女性は、高校卒後、自宅で商売を手伝っていたが、最も仲良く、頼りにしていた兄が急死した。旅先でその通知を受けた彼女は、突然のことに困惑しながらも、「自分がしっかりして家業を盛り立てなくては」と気負い込み、不眠とともに急速に狂躁状態に陥っていった。

テレンバッハはある小論で躁病発病状況を論じ、それをPression（圧迫・強制）と呼んでいる。これはここでの「緊迫」と似ているが、一方的にやってくるという語感の点でやや異なる。緊迫は重荷と同じく、患者も状況構成するという点が重要なのだ。

ところで躁病発病状況は、うつ病発病状況の場合と同様、もう一つの顔をもつ。症例Aではうつ病からの回復時、「やっと解放されたという気持ちで嬉しくてたまらず、自信と感謝の念に溢れてじっとしていられなくなり、なんでも引き受けたくなる」という軽躁的状態を経るが、常軌を逸するまでには至らない、という。こうした「解放感」からの躁転が、軽度のものから、一気に激しく躁転するものまで、さまざまある。

【症例H】五八歳、男性、会社社長

元来活発・積極的・仕事熱心で、賑やかな社交家である。五六歳、五八歳の二回にわたり、仕事上の行き詰まりを機にうつ病発病。いずれも入院治療で回復したが、今回は初回退院時を回顧していう。「初めて治ってちょうど真暗闇から飛び出したみたいでした。退院したときは嬉しくて嬉しくて、フワフワしていました」「足が大地に着いてない感じで、仕事に戻っても自信過剰、仕事をドンドンやりすぎました。気負いすぎですね」「その無理がたたって、またこうなってしまいました。天から罰せられたんです」。今後は、「十分に気をつけて自重していきます。通院もきちんとします」と慎重である。ただし家族によれば、当時躁的とも見えず、普段よりやや元気すぎる程度だったという。

ところでこの「嬉しくて」は、さらに嵩じると次のようになる。

【症例I】二六歳、女性、会社員

初回発病。失恋を機に抑うつ状態に陥り、自殺企図三回。いずれも未遂で、発病後八カ月目に入院。強い焦燥状態を呈し、「イライラする、憂うつでたまらず、死にたい」と口走り病院を飛び出すこと数回。ある日、脱院して家に行き父と話し合い、「こんなことではだめだ」と諭されて帰院。翌朝、「気分がすっきりした、今まで死にたいと思っていたのが急にバカらしくなった」と言い出し、そのまま軽躁状態に移行。「なにをやっても楽しく、嬉しくてたまらない」といい、病室内でも賑やかに動き回り、しきりに他患にしゃべりかける。一カ月後には重症化し、他患のものを無断で食べたり、些細なことで喧嘩し、暴力を振るうまでに至った。間もなく「調子に乗りすぎました」といい、入院四〇日目にはまた急激にうつに転じた。

この躁転は、症例Eの「友人に励まされて」の場合と酷似している。こうした躁転は、とくにうつ病回復期に多く、解放（開放）感を伴う「嬉しくて、嬉しくて」仕方がない状態である。これを「**解放状況**」（**Entlastung**）と呼ぶことにする。当然予想されるように、この「解放」は前述の「緊迫」と表裏をなしている。例えば症例Gの「緊迫状況」は、同時に従来の葛藤を吹き飛ばし、解消する解放的側面をもっている。一方「解放」は、症例A（「じっとしていられず、なんでも引き受けたくなる」）にしても、症例H（「仕事をドンドンやりすぎる」）にしても、同時に緊迫を呼び込もうとする。緊迫といい解放といい、むしろそれだけで自足することなく、他方を呼び込むところに躁病発病状況という布置を生む所以がある、ということもできる。

こうして躁病発病の構造も次の二様に表記される。

症例Gの場合…「**緊迫∨解放**」**状況**

症例H、Iでは…「**解放∨緊迫**」**状況**

ところで実は、以上の二型の間に「**緊迫＝解放**」とも表記すべき、両者が均衡する中間型があり、実際はこれが最も多いといえそうである。よくいわれる「お祭り躁病」（祭りが近づくと躁転する）や、「選挙躁病」（選挙が近づくと躁転する）も多くはこれに属し、重要な何ものかが「獲得」される展望が開けると俄然張り切り、躁転につながってゆくケースである。

例えば、大学院卒のある優秀な技術者が、大企業に勤め、ある重要なプロジェクトの責任者に抜擢され、張り切りすぎるうちに躁転した。以後、彼は何回か転職をくり返したが、よい仕事がくるとやはり張り切り、躁転してしまうのだった。ここでは明らかに「（重要な価値の）実現・獲得への幻想」が彼をつき動かし、躁に導いたといえる。

こうした目で見ると実は、うつ病発病状況にも「**重荷＝喪失**」型の中間型がありうることを、ここにつけ加えたい。

3　躁・うつ両発病状況と「ストレス」

「疲弊うつ病」という言葉があるが、その場合に限らず、実はうつでも躁でも患者は身体的には疲弊しきり、かつ興奮している。うつの「重荷・幻滅」も躁の「緊迫・解放」も、この疲弊と興奮の心的状況の表現に他ならない。あえていえば、うつでは疲弊が目立ち、躁では興奮が目立つのである。いずれにせよ単に心的な、または単に身体的なストレスはなく、ストレスは常に心身両面にわたる。躁・うつの「発病状況」はまさに身心両面にわたるストレスだが、これまでの説明では心的に力点が置かれてきた。ここでわたしは身心問題に向かう際に、常に問われる複眼的・弁証法的視点を改めてとりたい。つまり、「疲弊・興奮」の問題を身体論的にどう深めてゆくか、が課題である。

セリエの唱えたストレス学説の基本は、病気には非特異的な「病気らしさ」があり、それは胃の潰瘍性変化・副腎肥大・胸腺とリンパ腺の肥大の三大徴候を典型症状とし、またその反応は一、警告反応期（ショック相と反ショック相とに分かれる）、二、抵抗期、三、疲弊期の三期に分かれる、という発見に始まった。なお、われわれのいう「発病状況」は、一期に相当すると考えられる。

さて、当初こそセリエの「ストレス」は身体的な現象を主に扱っていたが、やがて関心は精神にも移り、精神身体的な問題についての研究も進んできた。精神科領域におけるストレス症候群説（適応症候群説）の導入は、まず一九四〇年代に電撃療法の作用機序との関連で活発な研究の対象となり、以後の推移を経て八〇年代以降またうつ病研究でストレス学説が再評価されてきたという。こうした経過を八木は前掲書で簡潔に紹介している。

「……60年代以降、まず血漿中の副腎皮質ホルモン（コルチゾール）がうつ病相で異常高値を示し、回復とともに正常化することが示された。

その後、コルチゾールの昇降はうつ病だけでなく、精神病の急性期にも共通した非特異的な所見であって、しかも回復時におけるその正常化は治療の種類（電撃、薬物）にも薬物の種類（抗うつ薬、抗精神病薬、リチウム）にも関係がないとされている。しかし、短い回復期の間に気分と認知の改善がコルチゾール値の上昇と関連して生ずるという知見は、このホルモンがうつ病の非特異的な回復因子の一つであることを物語っている。また副腎体積の増大（病相期）と正常化（回復時）も、うつ病における副腎機能の役割を示唆する所見であろう」(3)

さて八〇年代に入り、糖質コルチコイドの投与は「多様な神経伝達システム（NA、DA、5－HT、GABA、興奮性アミノ酸）と交差して、ストレスの初期効果を逆転する」ことが示された。一方、視床下部・下垂体・副腎系活動では、その異常昂進を検出するデキサメサゾン抑制試験の結果はいずれも同系の活動昂進を示すが、その評価は一義的でないという。

こうしていずれにせよ、コルチゾールないし視床下部―下垂体―副腎系の機能昂進はほぼ立証されてきた。ちなみにセリエ自身も精神身体的ないし精神医学的問題には大きな関心をもち、例えばアドレナリンやコルチコイドが興奮作用をもち、その後に深い抑うつ感が生じることを重視している(4)。わたしたちはここで原点に立ち戻り、「ストレス症候群」（適応症候群）の基本的立場から、躁・うつ両病相の生物学的基盤を統合的に捉える努力がさらに豊かになるのを期待したい。例えば薬理学的な神経伝達物質異常説にしても、またＰＥＴやＭＲＩによる画像の動態的変化にしてもそうである。

ここで鹿島晴雄の「重ね描き」論を想起しよう。精神疾患は精神・身体の相関的疾患であり、それを統体として捉えるには「重ね描き」の視点が必要である。ただしこの重ね描きは、中央に分離帯があり、それから上は「精神」、下は「身体」の領域である。精神の基準は主に「了解」であり、それがヤスパース流であれ人間学的であれ、了解の線を踏み外すことはない。それに対し、身体領域を捉える基準は「説明」つまり因果的規則性で、その因果連関をどう捉えるかは恣意的であり、多種多様の因果連関が成立するため、へたをするとバラバラになる。そのため、ここに因果連関を捉えるための軸、つまり統合的視点が必要となる。その軸として、このストレス症候群的視点はとくに有用と思われる。

わたしたちに必要なのはあくまでも複合的・弁証法的視点で、躁うつ病の統合的理解にとって、わたしたちの躁うつ両状態に関する人間学的了解と、その生物学的背景の適応症候群的視点からの捉え返しの「重ね描き」が、いま改めて求められている。

参考文献

1　H・テレンバッハ『メランコリー』木村敏訳、みすず書房、一九七八年
2　加藤敏「現代日本におけるうつ病・双極性障碍の諸病態」『精神神経学雑誌』一一四巻七号、二〇一二年
3　八木剛平『現代精神医学定説批判』金原出版、二〇〇五年
4　ハンス・セリエ『現代社会とストレス』杉靖三郎・藤井尚治・田多井吉之介・竹宮隆訳、叢書ウニベルシタス243、法政大学出版局、一九八八年

Ⅳ

病態の構造——躁・鬱スパイラルの形成

第九章
「躁うつ病スパイラル」の形成

わたしたちはいよいよ大詰めにさしかかっている。躁うつ病問題の中心課題は、躁・うつの病態の構造とその成立の道筋を、いかに理解するかに窮まるからである。

躁うつ病概念が成立してすでに一〇〇年余を経て、いまだに症候学の羅列はあっても、それへの構造的理解の試みは少なく、その試みを避けて生物学的探求に赴くことがいまなお盛んである。だが、こうした一般的風潮に抗し、躁うつ病探求の本道はあくまでもこの精神症状の構造的理解にあり、それ抜きに躁うつ病の本質を論じることはできないことをここで強調したい。躁うつ病は「精神病」であるから、まず精神症状の正しい人間的理解を要し、生物学的所見はその理解があってはじめて真の意義を見出しうるのである。

前章までで、すでに問題点は絞られてきた。躁うつ病は、「自分が自分を受けいれられない」という観念の自己関係づけの障害に由来し、自己内の「二つの心」の葛藤に基づく。発病状況は、うつ病では「重荷と幻滅」が、躁病では「緊迫と解放」が問題となる。では、ここから「病気」への一歩はどうであるか。

1 「孤立」と離人症

うつ病への起点の手がかりの第一は「孤立」である。Kさんはこういっている。

「ちょっとした看護婦や他の患者の態度がきっかけでガックリし、皆から切り離されてしまったように思います。……それがひどくなると、皆と自分は世界が違うと感じるのです。そうなると〈負け犬根性〉が起きます。社会的にも家族的にも敗北してしまったという劣等感です。そうかと思うと逆に優越感が生じます。極言すれば天才は孤独であるみたいな。この場合、劣等感も優越感も、裏表なんですね。そうした過去や将来への考えがちょっと頭に浮かぶと、それがグルグル連鎖反応を起こし、迷路に入ってしまう」

ここでまず重要な点は、「**皆から切り離された**」という感じが嵩じて「**皆と自分は世界が違う**」と感じるに至ることである。このわずかな一歩が実は重大で、Kさんはこれにより「例外者」となり、現実世界から離れた幻想的な「別世界」に入る。この場合、「皆」とは家族をも社会をも含み、この世の**対**と**集団**との関係全体から彼は疎外されるのである。これをうつ病的「**内閉**」と呼び、統合失調症の「自閉」と区別することにする。

憂愁の哲人キェルケゴールは著書『不安の概念』で、「憂うつ」とは「閉じこもること」であり、それは人間における「悪魔的なもの」（ダス・デモーニッシェ）の現れだと強調している。さらに『死に至る病』では、これをもっと具体的にこう説いている（1）。

「……自己が、自分の具体的自己から切り離すこともできず、取り去ることさえもできない、なんらかの責め苦のなかで悩んでいる、ほかならぬこの悩みへ、彼は自分の全情熱を投げかける、すると、この情熱がついに悪魔的な狂暴となるのである」

ともかく人は、「切り離された」と感じるなかで自らを閉ざし、逆にまた自らを閉ざす中で孤立感に猛然と浸りこむ。この両者の交互作用こそが「精神病的孤立」（内閉）を成立させ、患者を例外者意識に陥しいれ、幻想的別世界へと導くのである。このことをゲーテも、『詩と真実』第一部で自分のうつ病の初回発病に触れて述べている（2）。彼は一五歳時、ある事件に巻き込まれて取り調べを受け、「激しい孤独の境地」に陥った。

「わたくしは今、自分のみじめさを反芻し、想像の力によってそれを幾千倍にも拡大してみるほかに、なんの満足も感じなかった。わたくしの全創作力、わたくしの詩も修辞もあげてこの病窠に流れこんでしまい、しかもかえってこの生命力によって肉体をも魂をも不治の病の中に巻きこみそうになったのだ」

ゲーテはこうしてあえて外界を拒否し、想像界に浸りこみ、ついには「昼となく夜となく、身も世もあらぬ不安のうちに、狂躁と憔悴のうちにすごし」すという始末に至った、と語る。

Kさんもこの「想像界」で、「負け犬」根性（うつ的劣等感）という過去の想念の相克の連鎖（駄目な自分を責め続ける自分）に陥るが、それもやがて反転して「天才は孤独だ」という躁的優越感の想念の連鎖に移行（転換）する。だがそれも長続きせず、こうして彼は「グルグル回る連鎖反応」の迷路に入る。この相克および移行は従来、躁うつの「混合状態」と呼ばれ、躁とうつの、つまり人間内の「上昇と落下」の意味方向性の牽引と相克の実態をなしてきた。

この「皆と自分は世界が違う」という例外者的孤立（内閉）の出現が、うつ病の起点である。その内閉的想像界で彼は、「グルグル回る連鎖反応」から、「居ても立ってもいられない」焦燥へと導かれ、疲弊し尽くす。彼はもう何もする気にならず、うつの最低点へと自らを追い詰める。だがそこも終点でなく、過酷にもそこからまた同じ連鎖反応が再開するのだ。ここで躁とうつの相克と移行は、むしろうつ病成立・維持・悪化の動因である。

こうして、この「グルグル回る連鎖反応」の成立こそが、うつ病成立の徴である。うつ病の最大の苦悶は、この「終わりなきもがき」にこそある。ここでは人は死ぬことすらできない絶望にある。この連鎖反応により、うつ病は形成され続けるのであり、それゆえこれを「**うつ病スパイラル**」と呼ぶことにする。精神医学は従来、うつ病の中核症状を精神機能の「抑制」にあると静的に捉えてきたが、実態はよりダイナミックなのだ。

2　睡眠障害と日内リズムの変調

さて、うつ病発病の手がかりの第二は、睡眠障害と生リズム変調である。

うつ病ないし精神障害一般の治療をまじめに志す精神科医が、おそらく初めに突き当たる問題が睡眠障害である。うつ病患者の発病・再発はほとんど不眠に始まり、逆にうつで入院した患者が服薬でぐっすりと眠れたとき、治りは早い。「眠り」は精神科臨床で、また躁うつ病臨床でも最重要課題である。この問題を前出のマックス・ウェーバーの例で検証したい(3)。

一八八七年初夏、父親を面罵した直後に父が突然死するという衝撃的事件を経たマックスに、以後極度の緊張状態が続いた。ある夜、学生の試験に精魂をすり減らした彼に「頭の猛烈なほてりと強い緊張感とともに疲労困憊」が襲った。医師の指示で旅行をしたが、かえって極度の高揚気分に至る。その後二～三週間、知的労働に耽ると眠れなくなり、「機能障害」が生じて彼は「病気だ」と感じた。「彼は疲労困憊し、その頑健な体質も揺らぎ、涙があふれ出」て、転回点にさしかかっていると感じた。

マックスは過緊張と過労のなかでなお過度に頑張り、ついに限界に達して不眠を自覚し、初めて自分が「病気だ」と感じた。このように、うつ病者にとって「不眠」がうつ病の起点として自覚されることは多い。

この場合の不眠は、万人がしばしば経験する「たまたま眠れなかった」のとは本質的に異なる。マックスでは「頭の猛烈なほてりと強い緊張感と疲労困憊」に、つまりある強い身体違和感に伴われた。あたかも「皆から切り離される」孤立から病的内閉世界への転化があるように、「眠れない」は、魔的な頑張りにより、単なる「不眠」から過緊張・過労の身体的異常感を伴い「もう休めない」の不可逆性を感じる病的不眠へ、つまり生リズムの変調へと転化するのである。この眠れぬ身体は、すでに自分の意のままにならず、自分の身体らしくない。身体は自分から疎外され、実感の伴わない離人症的身体に転化し、それは同時に世界からの疎外を伴う。

こうして、うつ病の「眠れない」（時に「眠りすぎる」）という睡眠障害は、身体リズムの機能的変調を伴い、とくに自律神経系（交感神経と副交感神経）の乱調を伴う。元来は精神・身体的に発した緊張が過度となり、不眠から生のリズム障害をもたらしたのである。この点で近年、山本健一が、マウスでの重積ストレスの作用により、生体のノルアドレナリン系が作動して過覚醒状態が持続し不眠に陥ることを実験的に証明しているのは興味深い（4）。

実は躁うつ病の本態が生の二四時間リズム崩壊にあるといち早く唱えたのは、本邦の千谷七郎らであり、彼らは一九五〇年代に臨床的経験に基づき、尿中の有機電解質の二四時間リズム値を測定し、うつ病ではそのリズムの遅滞を、躁病ではその促進を発見している。

千谷は著書『漱石の病跡』で、小説「行人」の主人公・一郎の「孤独」をリズム崩壊の視点から解析している（5）。一郎は「ただに社会にあってのみならず、家庭にあっても一様に孤独である」というが、その孤独は孤高者の淋しさと異なり敗北感や知覚の歪みを伴い、それは「生き甲斐の喪失」と厭世に基づき、最終的には生の二四時間リズムの障害に起因すると千谷はいう。この生のリズムは、ゲーテのいう「この地上生活の本来の推進力」として根源性をもち、その乱れは「最大の禍」すなわちうつ病を生むことになる、というのである。このリズム障害の一端が不眠で、それと「覚醒不全」は表裏をなし、「眠りも浅くて途切れがちであるが、目覚めも浅くて、昼間は気分がさっぱりしない。……肉体の覚醒も浅いのである」と指摘する。こうして一郎の孤立は「生命的」で、不眠と同じ二四時間リズムの崩壊の現れだということになる。

千谷の二四時間リズム崩壊説の先駆性は、評価してもしきれない。だが彼は、この生リズム異変は躁うつ病にとって原発的事象だとする。「ともかくリズムの異変や、生命的孤立が其の人の挫折や失敗、……などから生じないで、それらと殆んど無関係に生理的・位相的に生起するので病気と呼ぶのである」。このため結局千谷は、リズム崩壊が内因によるとの説に留まった。

わたしはここで千谷理論を逆転させ、むしろ患者の生きている状況の困難から孤立・不眠は始まり、それが機能障害として例外者意識および二四時間リズム崩壊とを生ずるので、そこに「内因的異変」を介在させる必要はないと考える。むしろ孤立と（睡眠）リズム障害とは相呼応し、連鎖の悪循環をなして二四時間リズムの崩壊を作ってゆくのである。

3　孤立と睡眠障害の相関的進行の具体例

うつ病で、「睡眠障害」と「孤立感」とは実は表裏一体に進むのだ。不眠・生リズム障害により患者は休むことも活動することもままならず、生体の周囲世界との共鳴・共感は妨げられ、孤立や感情の希薄化は悪化する。逆にまた共鳴・共感の障害により生リズム障害もさらに進む。こうして環界との共鳴障害と生リズムの乱調とはまさに表裏の関係にある。

この睡眠障害と「孤立」との同時進行的な関係を、前出（第四章、第八章）のAさんはこう語る。「普段は夜一一時頃から翌朝六時頃までグッスリ眠るが、仕事に過熱すると、一一時頃床につき夜中の三時頃目覚め、しばらく本を読む。その後また眠り、朝六時頃起きる。気分はさっぱりして熟睡感がある。この時期が三カ月ほど続くと、眠りが浅く熟睡感がなくなる。朝の起床時は重苦しい気分で、身体も重く異常緊張感ないし凝縮感がある。落ち着かず、食物とくに甘いものを多量にとるようになり、間食をよくする（過労・前抑うつ期）。

この状態が一〜二週間続き、なにかアクシデントがあると、追いつめられて途端にグッタリする。疲れが出て食欲がなく、下痢が始まる。眠りはさらに浅く、一晩中ウトウトしている。感情的に鈍化し、物を見ても立体感がなくフラットに見える。喜怒哀楽の情が動かず、テレビを観たり音楽を聴いたりしても楽しいと思えない。頭が集中できず、ものが考えられない。その中に漠然とした不安が漂っている。その憂うつを払いのけようとして焦燥感が始まる。さらには全然食欲がなくなる。一時間おきくらいに目が覚める。憂うつで、仕事のことをクヨクヨ気にするようになる（軽うつ期）。

その後、全然眠れなくなる。夜も昼も眠れないが妻は眠っているという。妄想がひどくなり、他人に会うのがいやで家人との対話もなくなる。――絶望し自分を責める」

Ａさんは、疲弊した発病状況から、あるアクシデントをきっかけに追いつめられ、疲労感・食欲低下・下痢などの一般的身体症状とともに、睡眠の浅化を来し、孤立の象徴である離人症が出現して、不安・焦燥が始まる。ここで「**孤立度**」および「**不眠度**」の概念を導入すると、彼の不眠度が悪化するにつれて孤立度も深化し、不眠が浅化から断続的睡眠へと悪化するにつれて、対人忌避の度合いも強くなる。憂うつと焦燥が出てくる。

ここでも彼の病状悪化の動因が心配・不安という落下恐怖的要因と、それに抗して焦燥する上昇的努力との絶えざる相克にあり、「うつ病スパイラル」の悪循環が成立し始めている。

同じ発病期の葛藤を、違う角度から克明に描いているのが、ビンスワンガーが著書『うつ病と躁病』で引用する天分豊かな作家レト・ロースである（6）。彼はうつ病の起点をＡさんと同じく「感情が奪われる」と表現し、そこから対象を求めての苦闘を見事に描いている。

「抑うつ状態は次のように始まる。すなわち、ひとにとって多くのものを意味する事物から、感情が奪われる。ひとは、内的に脆弱であると感じ、よるべなしとなる。ひとは、人間・事物・仕事になんらかのよりどころを求める。このような錨に対する感情が再びもたげてくる。すると、未来はより容易に思われ、ひとはおそらく、再び全くわれを忘れるようにすらなる。だが多分、常にどこかに不安が残り、感情が再びすべりおちる。ひとはこのため、自分の感情を正当に信ずることができず、そしてまた未来をも信じない。生き生きとした接触への還帰が成功しない時、ひとはあたかも溺れる者のようにもがき、希望を与えるように思われるすべてのものにしがみつく。ひとは、何処にも安息を見出し得ないさすらいのユダヤ人の状態にある。思考はむなしく走り、そして常に同一のことをめぐる。最後に全き感情疲弊がやってくる。ひとは消耗し果てる。そしてこれが最も耐え難いのだ（！）。光が消え果てた。脳髄も心も空虚になる。この状態においてあきらめを見出すと、ひとは死者のようにさまよい歩き、待ちに待つ。……それがあまりにも長きに亘り、感情の可能性が蘇らない時、絶望がやってくる。生へと立ち戻ることはできない。生命もまた彼のもとを通り過ぎて行ったのである。……このようにして深淵の中へと自らを沈め、心の中へともぐりこんでいく。というのは、悲哀の絶望・魔性の情動の中には、たとえそれが堂々めぐりであろうとも、すくなくとも生命感情があるのだ。……一瞬なりとも恢復が成功すれば、希望が訪れる。二度も成功することがあれば、この希望は高まり、遂には恍惚にまで至る。だが、その時、また再発が訪れる」

引用が長くなったのは、描写の見事さのゆえである。ここでは、「皆と自分は世界が違う」（序章のKさん）という孤立の表現が、「事物から感情が奪われ」よるべなしとなると、離人症的表現へ転換されている。つまりKさんの「孤立」とロースの「感情が奪われる」は等価である。

「感情喪失」を起点としてロースは、「寄る辺《よべ》」を求めて、人間だけでなく、仕事や物の跡に強迫的にしがみつく。一瞬、感情が恢復したかと忘我（躁的！）するが、再びすべり落ちる。またもよるべを求めての苦闘が始まり、成功はすぐに挫折する、という焦燥の連鎖の悪循環の果てに感情疲弊が生じ、空虚と絶望に至るが、そこにも留まれず、彼は自らを深淵へと沈め込む。このあがきが成功すると希望が、さらには恍惚（躁的！）すらもが訪れる。だが、すぐまた幻滅が襲い、よるべを求める焦燥の苦行的連鎖の悪循環は続く。

ここでも「感情喪失」の孤立・空虚から、感情・対象を求めての絶えざる手遅れ的・絶望的な「苦闘・焦燥」を軸に、「深淵への落下」と「忘我・恍惚」とが入り乱れる、といった観念の連鎖が無限に続く。この連鎖の悪循環を先に「**うつ病スパイラル**（**螺旋**）」と呼んだが、このもがきの無限進行こそがうつ病の本質であり、その真の苦悩でもある。従来、躁・うつの「混合状態」と呼んできたのは実はこの相克と移行のスパイラルを静的に捉えたものであり、またうつ病の中核症状とされてきた「抑制」は、深淵への落下として、もがきの一現象だと見えてくる。

さて、第四の症例に、ドイツ人間学派ゲープザッテル（**von Gebsattel, V.E.F.**）の名論文「離人症問題に寄せて」から、症例 **Br.L.** 女史を取り上げたい（7）。この論文でゲープザッテルは、女史の見事な自己描写をもとに、離人症状を中心に、一九三〇年代の当時としては出色の躁うつ病論を展開した。

Br.L. 女史は、体重減少・食欲不振・不眠・自殺念慮などの典型的抑うつ症状に加えて、「空虚の苦悩状態」を呈し、また典型的な離人症状を訴えた。ゲープザッテルは彼女の訴えに基づき、うつ病者の中心に「空虚」があり、それが「深淵」の像をとること、うつ病者の存在様式は基本的に「空虚における実存」であり、それは人間と世界との共感的関係の障害であると指摘する。そして離人症は、外界に関するものであれ自己精神・身体に関するものであれ、いずれもこの共感的関係障害の現れで、抑制とか気分障害や没落感（心気・罪責・貧困妄想）もすべて、この空虚から生じる現象だとする。ところで、この空虚は「深淵」として、また離人症は「自己の二分化」として、患者の印象的訴えの中心だった。

イ、「自己の二分化」…「はい、わたしはせき立てられてもいます。わたしは狂奔の状態にあるのです。わたしの内には限りない不穏があります。……だが、わたしの（本来の）自我はそこにはないのです。それは逃れ去ってしまう。いやむしろ、それは狂おしいほどの速さで私から逃れ去ってしまう。そして私はそれを取り戻そうと狂奔する。だがわたしにはそれは取り戻せないのです。それは常にかなたに去り、常にわたしの前にあってこちらを向いていています」

「私の身体と自我の間には裂け目があります。私の身体はベッドの中にあり、消滅している。私の以前の自己は前からこちらへやってくる。……だが私の手には届かないのです。私はいつも、私は私でない誰か他の者なのだという感情をもっています。これが分裂してあるという感情です」

ロ、「深淵」について…彼女は入院当初から、「深淵のなかにいる」と称していた。彼女の状態の悪化は、「新たなまたはより深い深淵への墜落」として、その改善は「深淵からの脱出」として述べられた。彼女はこの「深淵」を単なるイメージではなく、実際だと主張する。この深淵は彼女にとって、「冷たさ」「暗黒」「希望喪失」「空虚」「絶対的孤立」「他人や最も愛していた人々からの救いがたい隔離」でもあった。また世界内容相互間の結合喪失・関係喪失もまた「深淵」として述べられた。

ハ、「深淵」と「狂奔」の関係…「深淵と狂奔は赤道を境に並んでいるようなものです。狂奔は、いわば深淵に抗して成立します。墜落は真っさかさまに起こり、狂奔はグルグル回る。墜落はときどき生じ、狂奔は間断ない」

Br.L. 女史は、うつ病像に「狂奔」と「深淵への墜落」の両極があり、両者の間断のないせめぎ合いの中で病態が繰り広げられることを強調して示している。これは、Kさんやレト・ロースの述べたことを別の面から照射している。つまり、うつ病像は一般に、いわゆる「抑制」を中心とした典型的うつ状態と、「不安・焦燥」を呈する混合状態との両極に分かれるとされる。

Br.L. の例から、前者はこの「深淵への墜落」である、とゲープザッテルは鋭くも指摘する。そして後者は「狂奔」に相当する。つまり「狂奔」は、深淵を背景に空虚の中で分裂した自分の統一を求めての上昇的焦燥であり、対象を、関係・絆を求め続けている。一方「深淵への墜落」は、力尽きての上昇希求の放棄・絶望であり、落下への「のめり込み」(レト・ロース)でもあり、上昇的焦燥の変形ともいえる。いずれも空虚における上昇的焦燥の表現である。

4 「混合状態」から「うつ病スパイラル」へ

第一章でも述べたが、わたしは一九六五年の第一論文で、うつ病の病態はけっして静止的なものでなく、うつ的な下降への不安と絶えざる上昇的な躁的苦闘との葛藤にあると指摘し、従来これを躁・うつの「混合状態」と捉えてきたのを、上昇的欲動と下降恐怖との「相克・移行」と捉え返し、これがうつ病に基底的な状態だと主張した。

今回わたしは問題をさらに一歩進め、その想念の相克・移行の連鎖反応が悪循環を形成し、これこそがむしろうつ病像を作り、維持・悪化させる動因だと捉えるに至り、これを「うつ病スパイラル」の形成と呼んできた。

そもそも「重荷―幻滅」の発病状況を突破してうつ病への一歩を突き進めるのは、皮肉にも事態改善のため、身をふり絞る患者の魔的努力である。この一歩で、例外者的孤立と生リズム崩壊が起こり、両者は相関して悪循環の舞台を作る。孤立は「空虚・深淵」を、リズム崩壊は焦燥的な「手遅れの努力」を意味する。こうして絶えず関係を求めながらすべり落ちる上昇的努力が「不安・焦燥」として現れ、他方、疲弊・絶望による深淵への没入が起きる。これらが連鎖をなし、連鎖が無限に進行すると見えるところに最大の苦悩が生ずる。

この「孤立の深淵のさ中でよるべを求めての手遅れ的焦燥」という下降的な悪循環の連鎖の成立を「**うつ病スパイラルの成立**」と呼ぶ。

つまり、うつ病の成立とはこのうつ病スパイラル成立の謂いであり、ここに成立したうつ病は「空虚（深淵）」と「不安焦燥」の両極構造として捉えられる。

まとめると、

①うつ病発病は、「絶対的孤立」と「睡眠障害（遅滞的な生リズムの障害）」の登場で始まる。

②孤立による「空虚・深淵」のさなかで「よるべ」を求めて絶えざる手遅れ的な上昇的努力、「絶望的な焦燥」が始まり、一方、絶望がきわまると「深淵への墜落」が「制止」的状態を生む。うつ病像はこの両極を含む。

③この「空虚の中でよるべを求めての焦燥」の相克と、絶望からの「深淵への墜落」とはさらに連鎖の悪循環を呼び、この悪循環が疲弊と興奮を呼び込み続けながら、うつ病像の拡大再生産を生む。これが広義の「うつ病スパイラル」の形成であり、これにより、うつ病が成立する。ちなみに「狭義」は、②の成立を指す。

さて、この「うつ病スパイラル」と、アーロン・ベックらのうつ病への「認知行動療法」の考えがどこかよく似ている、とかねてから気になっていた(8)。例えば、うつ病時の「自動思考」への着眼とそれへの介入をはじめ、うつ病的思考の三徴候やうつ病者の「スキーム」など、わたしたちと似た論点が多い。ただ、彼らはプラグマティズムに基づき、もっぱら治療的実践へと向かい、精神病理的彫琢は問題として残した、と考えるのが妥当のように思われる。

5「躁病スパイラル」の形成

うつ病と同じく躁病もまた、悪循環の連鎖のスパイラル形成から出現する。まずその起点はうつ病と同様「孤立」と「睡眠障害」である。ただし、躁病の孤立はうつ病の「深淵への落下」とは逆に、「周囲から浮き上がり」「天才は孤独だ」の孤立であり、またその睡眠障害・リズム障害も、「早朝覚醒」型でかつ先取り型であって、いずれも方向は躁病とうつ病とでは逆である。

ここではまた、Kさんの言を聴くことにしたい。

入院当初、うちしおれていたKさんは、一カ月半後にはいらいら怒りっぽく、他人に絡むようになった。彼はこの状態を「優越型」と呼ぶ。「なにか皆と一緒にしていても、喜怒哀楽の情が皆とすこしずれているみたいなのです。その場に感情がそぐわない、そうすると例の優越感と劣等感の相克が起こる。入院当初は基調としては〈憂うつさ〉がありました。今はむしろ逆で、基調的には〈皆が阿呆に見えて仕様がない〉という気分です。そうなると気負った状態になり、まわりに当たり散らしたり衝突したりする。〈相手のために怒る〉というより〈徹底的にいじめてやろう〉という底意地の悪さがあり、それを通じて〈皆に復讐してやる〉という気持ちがある」

彼はまず「喜怒哀楽の情がずれている」という離人症的孤立感をもつ。うつの劣等感の暗黒に沈む孤立と異なりこれは、浮き上がった優越感を伴い、「皆が阿呆に見えて仕様がなく」、「天才は孤独である」と悲壮感に憑かれている。彼は気負いこみ、先取り的に人にからむ。からむのは孤立を避け、人との交わりによるべを求めてだが、一方的のため相互交流は起きず、我執的な当たり散らしに終わり、孤立度は深まる。こうして仲間を求めての上昇的努力は、孤立の深みへと墓穴を掘りながら、さらに先取り的焦燥を呼びさましてゆく。これこそは、躁的な「熱狂的焦燥」である。

この孤立と焦燥はやはり睡眠障害・リズム障害と結びつくが、それは「早朝覚醒」型である。Kさんは好調時、朝三時に起きて勉強したが、一般に躁病者は早朝パッと目が覚め、覚めるとジッとしていられず起き上がり、「正義」のために活動を開始する。彼は人に先んじて起き、「天才は孤独」の悲壮感に憑かれつつ先取り的行動に走る。うつ病者の「手遅れ」に対し、「先取り」が躁病者の行動リズムの特徴である。彼の孤立度がより深まれば、その先取り行動は早朝覚醒とともにより進み、同時に孤立と焦燥・興奮も進んで人の世界は影のような存在に化してゆく。

ドイツ精神医学の祖グリージンガーが、「非常に屢々《しばしば》、沈うつが、躁病期全体を通じてちょうど暗い背景のように、有頂天の極の無遠慮さを通じてかいま見える」と記載したとビンスワンガーは強調する(9)。宜なるかなで、一瞬もジッとしていられない躁病者の焦燥は、実はつきまとう孤立の暗影に呼応し、それが躁病スパイラル形成の本質である。

【症例M－1】男性、四六歳、会社員「躁うつ病」

大卒後、会社勤務。四三歳から躁・うつの波を繰り返している。今回は三回目で、やはり不眠から躁転し入院となった。礼容は一応整うが、多弁・多動で休めない。

「気分爽快でなんとなく希望があります。太陽がいつもふり注いでいるようで鼻歌でも歌いたくなります」。だが、「例えば黒い色などを見ると不吉を感じ、太陽が雲でかき乱されたような気持ちになります。あれは自分になにか悪いことを意味しているのか、いや違う、とクヨクヨ果てしなく考え込みます」「前回は調子が高くなればなるほど、まわり中に敵がいて自分を狙っていると思い、いつも身構えていました。今も自分は世の中をよくしたいと思っています。するとと当然敵が出てきて抵抗するでしょう」

【症例M－2】女性、二三歳「躁うつ病」

中二から家庭内反抗。高二でうつ的となり、自殺未遂。大学二年で躁的となり、以後、混合状態中心の躁・うつの波を繰り返す。

「躁ではインスピレーションが次々と湧いて、一種神がかりのような状態になる。それが実行できないときは頭の中で想像をこらし、世界中で一番幸せ者のような顔をする。また、より強い刺激を求め、なにかに陶酔せずにいられない」「躁状態でもいつも軽い憂愁、どこにいても孤独な感じがある。光が射している方に出て行けず、暗いマイナスの方に動いてゆく。逆にうつにも躁的な要素がまじっていて空想をする。自動車をとばしたいとか、物をどんどん買いたいとか、尼さんになろうとか」

躁病もまたこのように、浮き上がり型孤立と先取り的リズム障害の中で、落下の深淵を恐れ、絶えずよるべを獲得しようと上昇的焦燥を示すが、そのあり方は相互交流を欠き、一方的先取り的で、双方が疲弊する。この「浮き上がり型孤立」と「先取り的リズム障害」との相互作用を基盤に、「**悲壮な多幸の中で絶え間なき先取り的上昇努力**（熱狂的焦燥）」という苦しい行為の連鎖の悪循環ができ、これによりさらなる興奮・疲弊がもたらされ、事態（病状）の拡大再生産が生じたとき、広義の「**躁病スパイラル**」が成立し、そこで躁病が成立する。

6 「躁・うつスパイラル」の三段階と「意味連続性の転調」

躁・うつのスパイラルが始動するとともに、躁うつ病の状態が動き出す。この悪循環のスパイラルは状態の維持・悪化を導き、躁・うつ両状態ともに軽症から中等症へ、そして重症へと段階を追い、あるいは順不同に進んでゆく。このとき、Ⅰの第三章で述べた「意味連続性の転調」が生じ、例えばうつ病で心因性・神経症的段階（軽症）から幻覚・妄想段階（中等症）へ、そして夢幻様段階（重症）へという変化が示される。躁病でも同様である。ここでは「記号と像の両極性」という言葉の構造を軸に、あらかじめこの転調の跡を素描しておこう。

今、正常人が日中の「清明な意識」から「夢と眠り」の世界に入ってゆく過程を、「眠気がさす・まどろむ・寝入る」の三段階に分け、これにうつ病の軽・中・重の三段階の移行過程をなぞらえて見ると有益である（10）。

覚醒意識が眠りに入ってゆく過程は普通、まず眠気がさし始める。ここで意識の識別性・論理性にゆらぎが増大し、概念はあいまい化して像（イメージ）的連想力に蝕まれ、思念が像にとらわれやすくなる。次いで第二期、まどろみの「入眠期」が訪れる。ここで覚醒意識と眠りの心性は交錯・拮抗する。意識は減弱し、これまで記号・概念を軸に動いてきた思念が同時に像性の心性を獲得し、記号と像の両面が拮抗して、現実的知覚空間の歪みの上に像的世界が「幻覚・妄想」として展開されていく。「入眠時幻覚」という二重構造の世界がこれである。そして第三期が、夢の世界への転入期である。覚醒時の思考テーマは続くが、記号意識はさらに減弱して像と像の類似連合へと転調し、現実的知覚空間は遥かに背景化して影のようになり、夢幻世界が展開されてゆく。

以上の正常の転調を参考に、うつ病・躁病の病的状況の転調過程を簡潔に考察したい。

軽うつ状態への移行では、まず孤立化と手遅れ的リズム障害が生じて、現実世界が希薄化し覚醒意識も減弱する。記号的世界も弱化し、像的世界が肥大し概念性はあいまいとなる。行動リズムは手遅れ的で、そのため過去が肥大化して現在・未来を吸収し、現実感覚が薄れてゆき、ある不吉な観念像への「**とらわれ**」が始まる。ある不安や、過去の失敗、身体の異常などの観念像にとらわれ、それから逃れようともがきつつ、それをふくらませる。これが「軽うつ状態」の意味世界であり、実はいわゆる「神経症」的世界とも同値である。

次いで、過去はより肥大・強力化して現在と未来を圧倒し、特定の観念像へのとらわれが窮まって「**幻覚・妄想**」へと転化する。これが「中等症うつ病」であり、うつ病の三大妄想が展開される。最後に完全不眠から意識は混濁し、夢幻様状態がもたらされる。未来と現在はほとんど過去に吸収され、空間も影となって悪しき過去が既定となり世界を圧倒する。これが「重症うつ病」で、「**夢幻様世界**」が出現する。

躁病では事態は逆である。まず軽躁病では、浮き上がり的孤立と早朝覚醒型リズム障害により、現実世界の希薄化と意識性の減弱が生じ、現実感覚はゆらぐ。像的世界が肥大化し、行動は先取り的となり、特定の観念像に「**憑かれる**」(軽躁状態)。ここで現在は過去とともに明るい未来に引き寄せられる。次いで意識性はより減弱し、像的世界を増大させて希薄化した知覚界と拮抗させ、肥大化した未来が現在と過去を引きつけて躁的「**幻覚・妄想**」世界を現出させる。これが中等症躁病である。最後に完全不眠とともに意識性は決定的に減弱し、「**夢幻様世界**」が到来する。過去・現在がほとんど影となり未来が圧倒し、空間は想像世界で充たされ、夢幻的世界が展開されていく。これが重症躁病の世界である。

第一〇章
うつ病の三段階

躁うつ病も他の疾患一般と同じく、重症度への考慮ぬきに論じることはできない。ＤＳＭ－Ⅲおよびｌ ＣＤ－Ｘの「気分障害」で、名称の改変と並ぶ画期的な変化として、躁・うつ両状態への重症度の導入、混合状態および双極性Ⅱ型の認知、などが挙げられる。いずれも相関連する重要課題である。ここではまず重症度の問題に焦点を当て、「**軽・中・重**」の三段階の各基本特徴を明らかにする中で、混合状態・双極性Ⅱ型にも触れたい。これらを明確に捉えることが、躁うつ病の臨床では基本的に重要だと考えるからである。

１　うつスパイラルの作動と軽うつ状態の開始

うつ病スパイラルの成立とともに、まず軽うつ状態が展開されてゆく。「幻滅」はきわまり、患者は自分の担ってきた重要な価値の喪失に直面する。こうして露呈されてゆく空虚・深淵の中で、人は不安にとらわれ、対象を求めてもがき、焦燥する。

①「軽うつ状態」とは何か

前掲のAさん（第四章、第八章）が、自分のうつ病開始の過程について語った内容を、ここに再掲する。

「好調が続き仕事に過熱すると、夜一一時頃就床して夜中の三時頃目覚め、しばらく本を読む。その後また眠り朝六時頃起きる。気分はさっぱりし熟睡感がある（軽躁期）。これが三カ月ほど続くと、やがて眠りが浅くなり熟睡感がなくなる。朝起きたときにスカッとせず重苦しい気分だが、疲れは感じない。落ち着かなくなり、とくに甘いものを多量にとり、間食をよくするようになる（過労期）。

こうしたときになにかアクシデントがあると、途端にグッタリする。疲れが出て、食欲がなく、下痢が始まる。眠りはさらに浅くなり、一晩中ウトウトしている感じがある。離人感が生じ感情が動かず、立体感がなくなる。全然食欲がなくなる。妻は眠っているというが、自分では眠れていないと思う。一時間おきくらいに目が覚める。憂うつで、仕事のことをクヨクヨ気にするようになる（軽うつ期）」

まず平常時、Aさんの仕事への熱中は、他役員への負い目もあり容易に過熱し、「緊迫状況」へと至る。心的興奮は強まって「過覚醒」となり、未明覚醒が生じ、夜中に起きて読書するようになる。彼はここで軽躁状態に入ったと判断される。ちなみに、いわゆる大うつ病患者の多くは、こうしたあまり注目されない軽躁期を経て、うつ病発病に至ることを注意しておきたい。

しばらくの後、過労とともに「重荷—幻滅」の発病状況が訪れるが、休まず頑張り続けるため落ち着かず浅眠となる。ここでなにかの出来事を機にグッタリし、食欲不振・下痢など自律神経異常的な身体症状と熟眠障害が現れ、感情が動かず立体感のない離人症が出る。なお彼は休めず、よるべを求めて焦燥し、仕事を気にし、ますます眠れず休めずの悪循環が起きる。これが「軽うつ期」である。

この軽うつ状態でまず起こる変化は、前章のレト・ロースやBr. L.と同じく「離人症」を軸にしている。世界は現実感を失って遠ざかり、白けてピンとこず、立体感を失う。感情が動かず、人を見ても感ぜず、肉親にも愛情を感じなくなる。自己身体も自分のものと感ぜず、見る自分と見られる自分とが分裂する。活動は遅滞し手遅れで、目標に到達できない。

かつてドイツのランゲは、離人症を欠くうつ病はないと指摘し、ゲープザッテルがうつ病世界を離人症から解読しようとしたのも宜なるかな、である。ただしうつ病の離人症は、「白けた世界が襲ってくる」ところの統合失調症の離人症とは質的に異なる点を注意しておく。

ここで思考の意味連関性が転調する。先述のように、不安や過去の失敗、身体の異常感などの劣等的観念＝イメージにとらわれ、それから逃れようともがき、逆にふくらませる。この「**とらわれ**」の出現が、軽うつ状態への意味連関転調の仕業である。また、この「とらわれ」は、いわゆる「神経症」の本質であるため、これを「神経症性転調」と呼ぶこともできる。

ちなみにここで、クレペリンが軽うつ状態をどう見たか紹介したい。彼は教科書第8版で「うつ状態の最も軽い形態」を、「妄覚や明白な妄想念慮を伴わない単純な心的抑制」が特徴で、了識と見当識は保たれ強い病識をもつ、とする。思考は渋滞し、しばしば離人症が現われ、気分は意気阻喪ないし希望喪失となり、不安・不穏が現われる。強迫症状が時に現れ、行動力が完全に欠如し、対人回避が起こる、ともいう。すぐれた記載である。

②「神経症」概念のゆくえと「不安・強迫・心気」性障害

ＤＳＭ－ⅢとＩＣＤ－Ｘの刊行により、精神医学から「心因反応」と「神経症」の概念が消滅し、また「内因性」も消滅して「外因性」だけが残され、全体が「障害」概念に一元化された。ここに古典的精神医学の分類体系は基本的に崩壊したといえる。

新たな精神医学分類の時代が到来した。だがこの変革はまだ始まったばかりで、基本的な不備を残す。ＩＣＤ－Ｘが序論でいうように、ここでは神経症・精神病という分類をやめ、症候論の立場から諸精神症状を便宜的に類別し位置づけ直しただけだ、といえる。この症候的領野を改めてどう分類するかは重大課題で、ここでわたしたちなりの解決を考えたい。

第一の問題は、従来の「心因性（神経症）と内因性」の二領域の差異を改めてどう捉え返すかにある。これについてわたしは、既著『統合失調症』で提起した見解を、ここでさらに発展させたい(11)。すなわち、統合失調症・躁うつ病のそれぞれに「軽症・中等症・重症」三段階があり、現実意識の障害度が少ない「軽症段階」は従来の「心因性」・「神経症性」状態に相当し、ある観念に「とらわれ」た状態である。次に「中等症」は、現実意識の障害が進み、幻覚・妄想的状態に至り、従来の「内因性」の病像に相当する。最後に「重症」は、意識障害を伴う「夢幻様状態」として現れ、従来の「外因性」の病像に該当するのである。

さて問題の第二は、「心因反応」と「神経症」との差異である。ここで前者を急性期型、後者を慢性期型と捉えて、この慢性化の機序を「予期不安（反応）」として明確にしたい。

以上を踏まえ、ここで軽うつ状態と「心因性」・「神経症性」の関連の問題に踏み込みたい。うつ病妄想が、貧困・罪責・心気という相関する三大主題に分化するのと呼応するかのように、軽症うつでは、患者は不安・強迫・心気という三大テーマに「とらわれ」る。

i　パニック障害・全般性不安障害・広場恐怖

うつ病時に不安が不可避なことは、すでに見てきた通りである。だが、この不安は時にそれ独自で現われるように見えて、以前から「不安神経症」とうつ病との関係が論じられてきた。

この不安神経症と抑うつの関係が注目を集めるに至ったのは、一九六二年、クラインらがパニック障害（不安発作）へのイミプラミンの有効性を発表したことにあり、以後これをめぐる論議が続いた。本邦では、例えば広瀬徹也が、一九七九年に論文「不安と抑うつ」で、初めに不安発作が出現し、やがて抑制主体の病状に移行する「不安発作―抑制型」うつ病を論じ、この場合の不安発作をうつ病の前駆症状ないしは仮面うつ病相ととらえ、うつ病の一環と見ている(12)。彼はそこで、不安と抑うつを対立的に捉える二分論的立場に反対しているが、両者の関係をどう捉えるかは困難だと表明している。

　ところで一九八〇年のＤＳＭ－Ⅲ公表以降、従来の「不安神経症」が「パニック障害」（ＰＤ）と「全般性不安障害」（ＧＡＤ）へと分離され、一方、広場恐怖が「恐怖症」に分類されて、ＰＤを伴うものと伴わないものへと分けられた。ここで問題領野は広がり、パニック障害と全般性障害および広場恐怖の三者間の関係、そしてそれらとうつ病との関係が問われるに至った。ただいずれにせよ、従来の精神医学研究では「憂うつと不安」の関係が不分明で、両者の関係の解明は困難とされてきているため、ここでまず、この問題の原理的解決の道を探りたい。

　恐怖は対象をもつが不安は対象をもたない、とは従来よりほぼ共通認識となっている。この点を一歩深めて、実存哲学では不安が人間存在に最も基本的な情調＝気分とされ、それが無を開示するとして特権的地位を与えられてきた。キェルケゴールは『不安の概念』で、「無は？　それは不安をつくりだす」と直裁に答え、それを引き継いだハイデッガーは『存在と時間』で、「不安は無を開示する」とし、人間を本来性へと覚醒させる重要な契機と捉えている(1)(13)。一方、憂うつの根源に「無」（喪失・空虚）があることを、わたしたちはこれまで見てきた。では、この近縁な不安と憂うつの関係をどう捉えるべきか。

わたしたちはこれまで、うつ病を「空虚（深淵）」と「不安・焦燥」の両極から捉えてきた。ここで不安にさらに一歩踏み込むと、それは憂うつの片身である空虚（無）を背景に必然的に身《み》に蠢くものであり、無と不安は不即不離であることが見えてくる。憂うつに「不安・焦燥」と「抑制」（深淵への落下）の二型を見る場合も、「焦燥」は見える不安で、不安の激しい現象形態と考えることができ、一方、「深淵への落下」としての抑制も、不安に基づく落下と捉えれば、不安の一形態と考えられる。つまり不安が独自に現われるように見えるときも、実は「無」（空虚）を背後に潜めており、いわゆる不安発作ないしパニック障害も実際は空虚を秘めた憂うつの一形態であり、しかも軽症段階の現象形態と捉えることができる。

ただし「パニック発作」（不安発作）では、一番最初に発した大きな不安が即それへの二次的「恐怖」を呼び寄せ、不安と恐怖の連鎖反応が続き、これが元来の不安現象を病的に増幅し激化させる。結果、窒息恐怖（息が止まるのではないか）・心停止恐怖（心臓が止まるのではないか）および発狂恐怖（気が狂うのではないか）などに象徴される発作症状が作り上げられる。これはちょうど「恐怖症」で恐怖が不安を呼び、またその逆が起こり、悪循環が進行するのと同じである。つまり、不安と恐怖とは双生児のような関係にある。広場恐怖の「恐さ」は、こうした連鎖反応の視点から捉えられるべきだろう。

一方、全般性不安障害と従来の「不安神経症」が共通して抱える問題は、「不安が不安を呼ぶ」ところの「**予期不安**」にあり、これこそが「神経症化」の鍵である。この予期不安は、先の「不安が恐怖を呼ぶ」ないしその逆の場合と同様、人が一見正気に見えながら実はその思路がゆらぎ、イメージに「とらわれ」やすくなっているときに容易に生ずる。この「とらわれ」は軽うつ状態の思路の特徴で、軽うつで人が予期不安に陥りやすいのはこのゆえである。

いま、パニック障害・全般性不安障害・広場恐怖の関連の捉え返し作業の一例として、竹内龍雄らの「**Panic Disorder**――4類型化の試み」をとり上げたい(14)。

彼らはPDを四類型に分ける。第Ⅰ型は単発の**Panic Attack**(PA)のみで終わるもの。第Ⅱ型はPAは繰り返されるが、予期不安や広場恐怖はなく、神経症化しないもの。第Ⅲ型がPAの繰り返しと予期不安・全般性不安・広場恐怖・心気症状などがあり、次のⅣ－1とともに不安神経症の中核をなす。第Ⅳ型が抑うつを伴うものを一括し、これはさらに続発性のうつ状態を呈するⅣ－1型(最も多い)、PDからうつ病への連続的な移行を示すⅣ－2型、PDとうつ病の独立した病相を示すⅣ－3型の三亜型に分かれる、という。

この分類は妥当と思えるが、ただ不安と「うつ状態」を峻別しすぎており、そこに無理があると思える。ここでは例外的発作と認められる第Ⅰ型は正常型であり、第Ⅱ～Ⅳ型がほぼ軽うつ状態を背景にしていると考えられる。つまり、軽うつ段階とはパニック障害と親和的な段階であり、逆にまた「不安神経症」はこの軽うつ的不安の一型で、その不安を「予期不安」が加工して神経症化した、と考えるのが妥当であろう。

ここでわたしは、竹内らの分類を少し変更して提示したい。以前わたしは統合失調症の軽症段階を、いわゆる「対人恐怖」（社会恐怖）の段階と捉え、これがさらに内沼幸雄の示す〈赤面恐怖→表情恐怖→重症対人恐怖〉の三段階を通って進行すると考えた。同様の三段階が、この軽うつ段階である不安神経症＝パニック障害でも成立すると考えられる。つまり、

第1段階…特定の場面に限定されたパニック発作。ただし「予期不安」は潜在している。

第2段階…特定の状況に対する「広場恐怖」を伴うパニック障害、外出が制限される。

第3段階…瀰漫《びまんか》化した全般性不安と広場恐怖の拡大的ひきこもり。うつ気分が明確化する。

ii 「自責的強迫性障害」について

軽うつ病の経過中に、一過性ないしは継続的に強迫症状がしばしば出現する。ただしこれは、統合失調症的な恐怖症とは異なり、不安が恐怖イメージを呼び寄せ、その観念連鎖に自責的にとらわれるものである。継続的な強迫症状を呈した一例を紹介しよう。

【症例D―1】女性、四〇代

農家で生まれる。同胞多く、両親は忙しくて放任された。準看護学校卒後しばらく病院で働き、半農の夫と結婚し二男を生んだ。姑との仲が悪く、本人も生真面目で気が強くて対立が激

化した。その不満から新興宗教に入り活動した。それが問題化して、結局本人は脱会し、姑とも住む場を別にした。その頃から彼女はうつ的となり、強迫症状が始まった。

「保健所でポリオワクチンを皆に配っていたとき、ある外国人の子に渡したかどうか、忘れた。もしその子がワクチンを飲まず、ポリオになったとしたら自分の責任だ。どうしよう」という観念に一日中とらわれ、何もできなくなった。そこでうつ症状が嵩じ、精神科に一カ月半入院した。うつ症状は軽減したが強迫観念が残り、一日何もせずにゴロゴロしている。外来通院とデイケア参加で、一年間ほどかけて生活は改善したが、その頃から強迫観念の内容が変わった。

「学生時代の寮で、ある日暑くて窓を開けて寝て、痴漢に侵入された。自分は事なきを得たが、その男が他の部屋に入り誰かを犯したかもしれない。誰かが妊娠してたらどうしよう」。以後、この強迫観念像は徐々に薄れてきてはいる。


彼女は過去の失敗や出来事のイメージにとらわれ、それを膨らませ、イメージがイメージを呼ぶ連鎖の悪循環が眼前に展開され、自分を責める観念にとらわれて身動きがとれなくなる。これをここでは、「自責的強迫性障害」と呼ぶことにする。ここには統合失調症性の強迫と異なり、自分が侵害されるという傾向がない。自責的な想像力の肥大化で、その背景には宗教活動をやめた空虚があり、とらわれる力が強く、なかなか現実に回帰しえない。ここから罪責妄想へはわずか一歩である。

iii　心気念慮について

うつ病の背後には心身の過労・疲弊があり、過労からくる心身の違和感はうつ病につきものである。そのため身体的愁訴は本来、うつ病にはつきものである。Kさんは考えが迷路に入ると、「肉体的にも気持ちが悪くなる。吐気がし、腰の回りあたりがモゾモゾする」と、精神・身体症状が進行する様を述べた。Aさんもまた、「途端にグッタリする。疲れが出て、食欲がなく、下痢が始まる。眠りはさらに浅く——離人感が生じ」と心身症状の同時出現を訴えた。

こうした段階の患者の多くは一般科を訪れ、「多訴症」と片付けられることも多い。以前、精神症状の訴えの少ない多訴的うつ病患者を「仮面うつ病」と呼び、うつ状態が潜在していることに注意を喚起した時代もあった。いずれにせよ身体的違和へのとらわれは、うつ病に必須の症状である。パウライコフが心気妄想をうつ病にもっとも基本的と見たのも当然である。

では一体、どこからを「心気念慮」と呼ぶか。ここでも「とらわれ」の機制が問題になる。持続する身体的違和感を背景に、あるきっかけから自分が不名誉ないし不治の、とりかえしのつかない病になったのではないか、との観念がひらめき、意識がそのイメージ連鎖にとらわれてゆく。これが心気症の発端である。昔は「梅毒に感染した」が代表的だったが、現在では癌・エイズが取って代わった。ここで世の中が真っ暗になり、一切の希望が消え失せる。

後に引用する精神科医カイパーは、はじめだるさや非現実感に襲われたが、それを単なる風邪と思い込み、やがてウィルス性の炎症と考え、さらにはエイズを思い、そしてついには痴呆症にとりつかれたと思い込んだ(15)。いずれにせよ、一貫してひどい身体的病にとりつかれたという思いが続いた。他方、彼には強い罪責念慮もあり、この両念慮が綾なして病状を悪化させていった。彼は後年、なぜ自分は精神病性うつ病に陥ったかと自問し、「ウィルス感染が大きかった」と答えている。ウィルス感染に罹ったという想念が彼の病気への抵抗力を内部から弱らせ、病気を重くしたというのだ。

こうして軽うつ段階にほとんど必発する、身体的違和感を基盤に結晶する心気念慮は、いったんそれにとらわれると事態は一歩悪化する。ただここでは、「心気・自責・貧困」は念慮としては入りまじっている。それらは根源的には同じことの異なった表現のようだ。

③うつ病像と「深淵∨焦燥」・「焦燥＝深淵」・「焦燥∨深淵」の三型

うつ病像が深淵に落ち込む「抑制」像と、対象を求めて間断なくもがく「不安・焦燥」像との二つから成り立っていることは、本章ですでに詳しく論じてきた。このどちらがより目立つかにより、その全体として呈する病像が「抑制」型と「不安・焦燥」型とに分かれる。ただしこれも、より正確に表すと、前者は「深淵（空虚）∨不安・焦燥」型で、後者は「深淵（空虚）∧不安・焦燥」型である。これを簡略化して、「深淵∨焦燥」型と「焦躁∨深淵」型と表記すると、これらは発病状況の「重荷」と「幻滅」の両極に対応し、重荷は焦燥に行き着き、幻滅は空虚へと窮まる、と理解される。つまり「**重荷∨幻滅**」の発病構造は「**焦燥∨深淵**」の病的構造に転化し、

「重荷∧幻滅」は「焦燥∧深淵」に転化するのである。

前掲のAさんの場合、そのうつ病発病状況は「重荷∨幻滅」と表わされた。優秀な仲間に伍して彼は仕事に過熱し、やがて過労からうつ病に至る。ここに貫く表のテーマを、「重荷から焦燥・絶望へ」と表すことができる。そしてこの焦燥の裏には「空虚」がある。仕事への熱中の裏には、実は空虚が潜んでいたのだ。こうしてA氏の病的状況は、絶望と虚脱の両極が拮抗し、「焦燥∨深淵」と表すことができる。

ところでこれと逆の「絶望∧深淵」のパターンを示すものは、いわゆる「荷降ろしうつ病」のタイプに多く、病像は「虚脱」型を呈しやすい。症例でこれを示そう。

【症例D－2】男性、四四歳、商社員

一人っ子で六歳時に両親が離婚し、以後、お手伝いさんに育てられた。国立大学卒後、商社員として有能に働いている。四〇歳で結婚したが、自分の不幸から子どもはつくらないと決めた。若いときから自分のしたいことをやり、徹底的に凝り性である。耽美的で常に最上を求め、とくに音楽鑑賞を好んだ。誰に対してても当たりがよいが、反面、誰にも心を許さない。

三〇歳で彼は仕事の傍ら空手に熱中し、一〇年かけて三段に合格した。疲労が重なり、合格後「青春は終わった、これからは下り坂だ」と感じ、仕事もあとは同じことの繰り返しだと思い、虚無感と不安がどっと襲ってきた。完全な絶望の一歩手前で、何を見ても面白くなく、酒に浸った。寝つきが悪く眠りも浅く、夢を頻繁に見て夜中に何回も目を覚ます。朝の気分がとくに重苦しい。夕方は楽になる。以前から徹底的にやった仕事が終わると虚無感につきまとわれたが、ひどく沈んだのは今回が初めてという。外来通院一カ月で軽快した。

Ｄ－２では、前掲のＫさん（序章）に比して喪失感・虚無感が強く、空手への献身・熱中が終わるや幻滅↓空虚が襲来し、喪失感・虚脱感が支配した。ここでは「心配性」が少ないため病状も軽うつに留まった、ともいえる。この状況は空虚が焦燥より優位で、「深淵＞焦燥」と表現される。こうして臨床上はうつ病を、**１「抑制型」**（焦燥＜深淵）、**２「不安・焦燥型」**（焦燥＞深淵）の二型に分けることができる。

ところで実は、この両者の中間型があり、これを「**焦燥＝深淵**」と表記しうる。これは、抑制と不安・焦燥とを均等に示すもので、これこそがむしろ典型的うつ病像を示すといえる。例えば前掲のＡさんはむしろこの型に属し、Ｋさんのイライラのより強いうつを「焦燥＞深淵」型と捉えるのがより妥当とも思える。とりわけ最近の「新型うつ病」は、焦燥を示す度合いが強く、その差異を示すためにも、この三型に分けたほうが便利である。ただしそうなると、前章でも触れたように、発病状況にも「**重荷＝幻滅**」の類型を立てることが必要になる。この仕方ではうつ病像は、**１「抑制型」**（焦燥＜深淵）、**２「典型的うつ病」**（焦燥＝深淵）、**３「不安・焦燥型」**（焦燥＞深淵）の三型に分けられ、正式にはこの表記が正当と思われる。

2　中等症うつ病――「妄想世界への突入」

うつ病スパイラルがさらに進み、軽うつ状態が悪化してある臨界点を越えると、「特定の思念像へのとらわれ」はさらに進行して「幻覚・妄想」へと転調し、中等症うつ病圏に入る。

この軽うつから中等症への移行の様子を、Aさんは次のように語っている。

「〈仕事をクヨクヨ気にし始めて〉全然眠れなくなる。夜も昼も眠れないが、妻は眠っているという。妄想がひどくなり、他人に会うのがいやで家人との対話もなくなる。頭が妙に冴えて、古い記憶がリアルに想いだされる。過去のつまらないこと、子ども時代のことや、普段忘れていたことが想いだされる。これまでしてきたことすべてがおかしかったと思われ、絶望的になり、自分を責める。新しいことには全然関心が向かない。肉体的にはひどく苦しい。頭の細胞がこわれ、気違いになってしまったのではないか、と思う。イライラ・オロオロして〈今度はもう治らないぞ〉と思う。時間の経過の感じが分からない」

ここでは一段と孤独が深まり、家族との対話も失われ、ここに社会と家族の両局面で孤立するに至っており、これを「**絶対的孤立**」と表現する。これに比し、軽うつ状態では、まだ社会か家族のどちらかでの交流は残されており、「**相対的孤立**」と表現される。一方、不眠も深化して「一晩中ウトウト」したり、「しょっちゅう目が覚める」状態になる。これも、軽躁状態の「**熟眠**

障害」がより重篤化しており、「**断続的睡眠**」と表現される。こうしてここで、現実からの離反と生リズムの崩壊が進み、「手遅れ」的な観念連鎖の世界への閉じこもりが進行する。現在がより希薄化して未来はより狭まり、過去が一方的に肥大して嫌な想い出の映像がリアルに現前する。そこで「すべてがおかしかったのではないか」が「おかしかった」と既定事実となり、「**妄想的確信**」となって観念の連鎖を決定する。これがうつ病の我執的な「妄想形成」の始まりである。

この妄想的確信の成立により、新たに「**妄想性うつ病のスパイラル**」が始まる。

【症例D－3】男性、六三歳、商店主

六人兄弟の三番目。専門学校卒後会社勤務をし、二九歳で養子となり商店を継いだ。性格は、他人の気持ちを先に汲み引っ込み思案、仕事熱心で几帳面だが、ルーズさもある。責任感が強く、頼まれると嫌といえず取り越し苦労しやすい。

六〇歳の春、蜘蛛膜下出血で倒れ、三カ月間入院した。その後疲れやすく、ソロバンが不自由で考えがまとまらないなど障害が残り、時に眠れず近医から薬をもらった。

六一歳初め、知人の事業が悪化し彼は援助のため投資したが、間に悪いブローカーが入りうまく進まない。その年の五月、事業立て直しに甥を監査役で派遣した。甥は過去に汚点があり、事業再建がうまくゆかぬまま彼は甥に不信感を抱いた。たまたまあるミスが発覚し、彼は「怨みをはらすため甥がうそをついた」と思い込み、不眠も嵩じた。六月末に他のビルが満期前に解約されるとますます眠れず、「もうすべてがだめで破産だ」といい出し、絶望に陥り「死にたい」と口走る。わずか二〜三時間しか眠れず、昼は逆にウトウトする。

九月、彼は入院した。当初貧困妄想が中心で心気妄想・罪業妄想を伴い、厭世的・絶望的で希死念慮を口走り、不安・焦燥が激しかった。抗うつ剤投与で三カ月後には寛解した。

D－3は、蜘蛛膜下出血後の体調不全から軽うつ的となり、仕事上のトラブルから甥への不信にとらわれ、次いで「甥がうそをついた」と妄想的確信に転調した。さらに不眠が嵩じて「すべてがだめで破産だ」と絶望し、妄想は貧困・心気・罪業へと拡大した。彼もまた、不眠・孤立が循環し、空虚と焦燥の連鎖がスパイラルとなって妄想型うつへと転調した。

ここでまず、うつ病での「妄想」成立問題にさらに立ち入ってみたい。

患者は何らかのアクシデントを機に、社会的にも家族的にも孤立したと感じる（絶対的孤立）とともに、夜はますます眠れず「断続的睡眠」となる。外部世界はより薄れて空虚の深淵が拡がり、不安・焦燥が激化する。未来は閉ざされ、過去が失敗の連続として生々しく現前する。こうして「――かもしれない」の神経症的「とらわれ」は硬化して「――だ」と既定事実になり、「妄想的確信」へと転調し、以後、妄想的世界が展開するのである。

かつてヤスパースは妄想を、「誤った判断」で、①感情や他の病的体験や、意識変容から了解しうるごとく来る「妄想的観念」と、②心理学的にそれ以上遡れない「真性妄想」とに分けられるとした。そして躁うつ病妄想は前者で、統合失調症妄想は後者だとした。だが、まず妄想を「誤った判断」とする考えは、文化的差異を考慮に入れておらず、もはや破綻している。また統合失調症の妄想も突発的な真性妄想などでなく、人間学的に了解可能なことをわたしは前掲書で示した。つまり妄想はすべて二次的で了解可能な妄想観念なのだ。

むしろ妄想とは、絶対的孤立と生リズムの崩壊から個人の生きる時空性が変容し、それによる共同性の崩壊に伴い「常識（コモンセンス）」（中村雄二郎）が転調した姿といえる。

次に問題は、うつ病妄想の内部で段階的進行があるか、である。統合失調症の場合、わたしは「妄想の三段階」を挙げ、①パラノイア段階（妄想のみ）、②幻覚・妄想段階（妄想に幻声が伴う）、③「させられ体験」段階（病的体験が「させられる」の特徴をもつ）の順に複雑化することを指摘した。この点は、うつ病妄想ではどうであろうか。

妄想の段階的進行は、理念的には躁うつ病でも起こる。ただし躁うつ病妄想では、その進行事情がうまく読み取れないことが多い。いまD－3の症例で「甥がうそをついた」と妄想的確信に陥ったのをうつ病妄想の第一段階とすれば、「すべてがだめで破産だ」と全世界の変貌を経験したのは、うつ病妄想の第二段階への進行を示すと考えられる。

【症例D－4】女性、六五歳、主婦

四人同胞の三番目次女。女学校卒後、一九歳で結婚。夫と自営業を営んできたが、五〇歳頃辞め、以後家作収入で生活してきた。性格は、本人と夫によれば、気が強い反面小さい。積極的、おせっかいでじっとしていられない。他人の面倒見はよいが、反面しまり屋で自己中心的。他人の言を気にしやすく、細かいところに気をつかう。

さて、彼女が五九歳で末娘が結婚し、淋しくて次男と同居した。六五歳の春、次男宅が手狭になり、本人夫婦は地続きの高級アパートに移った。同時に淋しさが嵩じ、生活費が嵩むのも心細く、愚痴をこぼして次男宅に戻りたがった。「もう子どもたちから見放された」という。クリスチャンだが教会にも行かなくなり、眠りも浅くなってきた。

同年七月半ばから不眠が嵩じ、急におかしなことをいい出した。寝つきが悪く、ほとんど眠れず、夜中の二時頃飛び起きて隣の夫をゆり起こし、「わたしは罪を犯した」「オジイチャン、大変なことになりました」「宗教裁判にかけられて死刑の宣告を受けました、今日一〇時に報道陣と警察がくる」と着替えようとする。「全財産を投げ出せば、少しは罪が軽くなる」とか、「執達吏が来て財産をみんな持っていった」「全財産を投げ出すといったので、息子が怒って籍をぬいてしまった」などと繰り返す。夕日がさしこむと「電波だ」といい、「あれはわたしを殺すためだ、皆は本当のことを知っていて私にうそをついている」とか「食べ物に毒が入っている」とか、「髪の毛を梳くと落ちる。自分はライ病だ」という。

七月末、彼女は入院した。病気を否定し、医師にも拒否的だった。当初上記の罪業妄想・貧困妄想・心気妄想・被毒〜被害妄想が目立った。夜間時は時に錯乱状態を呈し、「孫の泣き声が聞こえる。孫が殺される」「近所の人が自分を呼んでいる」とか「孫の死体が窓越しに見えた」などの幻覚を訴えた。約半年後落ち着き、退院した。

孤立と生リズム障害の昂進によりD‐4の妄想は深まり、ついに「死刑判決を受けた」「全財産を失った」「ライ病になった」などの妄想が、例えば「今日、報道陣と警察が来る」といった幻覚を思わせる体験とともに訪れ、時に「電波が来る」という幻覚体験を伴う。この「死刑判決を受けた」がときどき現われるのが、うつ病妄想の第二段階で、「孫が殺される」など幻視体験が頻発するのが第三段階と考えられる。

ところで、この妄想状態をクレペリンは、②「重度メランコリー」および、③空想性メランコリーとして記載している。前者は前掲の軽うつ状態にさらに「妄覚と妄想念慮の発展」が加わり、意識は混濁せず了識および見当識は正常に保たれるとし、自殺の危険を指摘する。後者は②に比し「妄想過程のさらに強力な発展」の特徴をもち、「現実的な知覚の多様な妄想的解釈」が出現して、患者の意識は多様に軽く障害されるという。妥当な記載である。

3　重症うつ病——「地獄に堕ちる」＝超次元世界への陥入

クレペリンは、前掲③のさらに先に、④譫妄状態群を付け加えており、さすがである。これは、

「意識の深い、夢幻様混濁」により特徴づけられ、妄覚と錯乱した妄想表象を伴う、という。これはわたしたちの「重症うつ病」に相当する。

ここで役立つのが、アムステルダム大学精神医学教授ピート・C・カイパーによるうつ病の闘病記録『うつ、その深き淵より』である(15)。とりわけ発病から治癒に至る過程が、軽症から中等症さらに重症に至る経過を踏まえて克明に描かれている点は、貴重である。

カイパーはある同性愛者団体からの糾弾というトラウマを経て半年後、感冒に罹患し、それを自らウィルス性と判断した頃から、軽うつ状態に陥っていった。一九八二年早春、六三歳。初め世界が非現実的になり、頭の中がなにかおかしく感じる。妻と自動車旅行に出たが疲労だけが残り、いくら眠っても眠り足りず、不自然なほど長く眠った。彼は好きだった光景にも何も感じなくなり、「頭がおかしい」というたった一つの考えに支配される。母を襲った痴呆が自分をも襲ったかと不安になり、死を考え、意欲を喪失する(軽うつ期)。

間もなく「痴呆」への不安が悪化する。自分は罪深く極悪な人間だ、自分に赦しはない、と確信する。激しい不安と絶望の混在が続き、死ねば堕ちる地獄はもっとひどいと思うと死ぬ気にもならない。こうして彼は妄想世界へとのめりこんでいく(中等症うつ)。時に不安が「奇妙な輝かしい気分」(躁的)に中断される。それは死を前にしたときと同じだと彼には思えた。

彼は気力をふりしぼり入院を決断した。だが、その選択はかえって不幸をもたらした。不安は常態化し、妄想世界はますます深まり、例えば自分の前にいる担当医が「ヴァン・テイルブルハ」〈その人〉に他ならないのに、そうではない、と思い込んだ（カプグラ症候群）。

こうして彼は妄想の最重症段階に、つまり異次元の世界に落ち込んでいった。これが「夢幻様状態」である。院外外出時、二羽のかささぎが飛び上がり、これが「ベール」を取り払った。「私には突然、これは正常の世界ではないということがわかった。隠されているものすべてが理解できるようになる。私は生と死とを隔てている境を、すでに越えてしまっていた」。妻が妻と思えず、担当医が担当医と思えない。彼を活発にしようとする試みはすべて無効で、することすべてが苦しみとなる。入院自体が無意味となり、退院した。

帰宅後も彼は非正常の世界、「仮の世界」に生き、「自分はすでに死んでいる」（「コタール症候群」）と結論する。誰が彼の葬儀をとりしきったのかと思う。「立ち、話し、歩いてはいたが、私はそれでも深い眠りの中にいた。これは死ではなかろうか。謎に満ちた特別の感じだ。どこかぴったり合っていない気がする」。孤独と不安だけが彼をとりまいた。

やがて「一瞬にしてすべての疑いが消え去った。霧は完全に晴れ、正常の生活がもはや地獄になったことは明らかだった。私のそばにいる女性はノールチェではない。……ここはまさしく地獄だ。地獄には悪魔がいて、……熱い火を掻き立てる。神の配慮で人は決して死ぬことはない。生かされている以上、人は永遠に痛みを感じ続ける」。だが彼は自殺はしない。「地獄にはいろいろの段階があり、自殺はうんと深い段階に落とされ、もっとひどい痛みと苦しみを味わう」のを意味するから。

こうした夢幻様状態に約一年半呻吟し、そしてついに担当医がMAO-I（モノアミン配化酵素阻害薬）療法を勧めたとき、彼はそれに従い、二度目の入院をし、それが回復のきっかけになった――。

このように、うつ病の重症形態は、異次元（超次元）世界への突入であり、これを「夢幻様状態」と呼ぶことにしたい。中等症の妄想段階では患者はまだ、健常人と同じ三次元世界に生き、妄想は「二重見当識」としてこの現実の三次元世界にいわばダブッて存在する。それが、重症段階に入ると世界の三次元性は超えられ、「地獄」という超次元の世界が現出し、周囲の人間はすべてまさに影のようになって、孤立は完成される。とともに生活リズムも完全に崩壊し、夜も昼もなく、また未来は完全に消滅し（「死ぬこともできない」）、現在・過去・未来という時間性も完全に崩壊・解体する。ここにうつ病世界は窮まる。「地獄」とはある意味で、人類のメランコリーが生み出した最悪の想像の産物といえようか。

現在、わたしたちがこうした重症形態を聴く機会は稀であり、この記録は貴重である。ここで改めて感心するのは、クレペリンが妄想のこの重症形態を見事に記載していたことである。彼の権威は、こうしたきわだった観察力・直観力に支えられていたのだった。

第一一章
躁病の三段階

躁とうつとは内的連関をもつ対照的な存在であり、うつ病の三段階に相当する躁病の三段階を究めて、躁うつ病理解が初めて深まる。だが、残念ながら躁病の精神病理的研究は少ない。

近年、米国のアキスカルらの努力で、やっと躁病にも関心が向けられるようになってきた。以前は、ドイツのクルト・シュナイダーやヴァイトブレヒトの影響で、躁病を狭く限定し、躁病の多くは統合失調症圏に追いやられてしまっていた。研究の関心もうつ病中心になり、テレンバッハのように躁病についてはうつ病研究の合間に言及するに留まる傾向が強かった。さらには慌ただしく推移する躁病の病態を研究すること自体の困難さも、これに拍車をかけたと思われる。そしてまた、時代精神の影響も大きいといえよう。躁病が周囲に吸収される時代と、周囲からはじき出される時代があり、躁病への関心度は時代とともに変動すると思われる。

ここで、前章で述べた躁病スパイラルの展開を三段階に従い、詳細に追っていきたい。ちなみにクレペリンもまた躁病を、①軽躁状態、②狂乱、③譫妄《せんもう》状態の三段階に分けている。

1 軽躁状態

これまで何回も引用してきたA氏の、うつ病発病に前駆する「軽躁状態」をまず考察したい。仕事に過熱する中で彼は、夜中の三時頃目覚め、読書し、やがてまた眠って朝六時頃起き、さっぱりして熟睡感があり、元気に仕事に向かうという。本人は「好調」期と思っていた。この状態が三カ月くらい続き、やがてうつに陥る。この過熱期をあえて軽躁状態と呼ぶ根拠は、一つは睡眠リズムの異常であり、もう一つは深夜覚醒時に憑かれたように読書に耽ることである。ここには、優秀な周囲に伍してゆく劣等感を克服する新たな価値獲得の展望がひらかれようとしている姿が示されており、その新たな段階での孤立感と焦躁が透けて見える。ここで彼の日常行動に逸脱は一見みられないが、ここに生リズムの崩れと孤立との最も軽微な躁形態を読むことができ、これが後のうつ発病の遠因であることに注意を要する。

あえていえば、いわゆる「単極性うつ病」のほとんどは、この日常的言動面からは読みとれない軽微な軽躁期をもっており、これに気づくことが発病の防止には重要となる。そればかりでなく軽躁は、そのときの何気ない言動が大きな悪影響をもたらし、時には彼を巡る人間関係をズタズタに引き裂くことも稀ではない。軽うつと逆の意味で注意を要する状態である。

【症例M－3】女性、七〇歳、主婦

彼女は五〇歳時から八回のうつ～軽躁の波を繰り返してきた。普段はおとなしく、孤立がちだが、うつ病の回復期にはほぼ必ず軽躁状態となる。夜の寝つきはよく、朝四時頃にぱっと目覚め、熟睡感があり、気分爽快で寝床にジッとしていられず、飛び起きる。五～六時間睡眠でも全然疲れを感じない。嬉しくてたまらず、すべてに感謝の念でいっぱいになる。ジッとしていられず、追い立てられるように次から次へと家事を片付ける。多弁になり好んで人中へも出る。だが常軌を逸することはない。一カ月くらいで落ち着く。

彼女はうつからの解放感で悲壮な多幸に憑かれ、早朝覚醒型睡眠で感謝の万能感から、価値獲得へむけての先取り的焦躁的な行動に走ってゆく。ここには普段の孤立の代償意識が働き、先手をとり過熱していくが、一方的で疲弊に終わってゆく。

【症例M－4】男性、三五歳、会社員

私大卒後会社に勤め、今は次長である。肥満型、仕事熱心・几帳面で、強気と弱気の両面をもつ。四年前からある仕事の責任を負い、猛烈に打ち込んだ。毎晩一二時過ぎまで同僚と酒を飲み、帰宅するとストンと寝て、朝は五時頃パッと目が開き飛び起きる、という生活が続いた。

五～六時間睡眠だが熟睡し、疲労も全然感ぜず、元気でスッキリしている。気持ちも大きくなり、ジッとしていられず、仕事も一人でバリバリ片付け、気負い込み、会社を一人で背負って立つ気になっていた。だが、常軌を逸する言動は気づかれていない。

この状態が二年ほど続き、彼は浅眠と意欲減退・憂うつを訴え、精神科を訪れた。

彼の場合、A氏に似て、新たな価値獲得への展望を伴う仕事への過熱がきわだっている。ここでも「早朝覚醒」と「浮き上がり型孤立」が目立つ。総じて軽躁状態で人は寝つきがよくコトンと眠り込み、朝は早く五～六時に目覚め、短時間睡眠でも熟睡感があり、すっきり疲れを感ぜず、寝床にいられずパッと起きて活動を開始する。これを「**早朝覚醒**」**型睡眠**と呼ぶ。総じて意欲・活動性の「先取り的亢進」が顕著となり、過覚醒で集中力・記憶力も優れ、思念の軸は狭く絞られて「**憑かれたように**」仕事などにのめりこむ。気分は昂揚し、悲壮な多幸感と熱狂的な焦燥の両極に導かれる。気負いが強く自己過信し、身体的には部分的不快感につきまとわれつつ、基本的に快調で食欲も亢進する。

一方、過熱の中で他人に対し無性に親しみを覚え、対人的距離感を失って誰彼なく一方的に話しかけ、おしゃべりになる。だが実は真の共感性を欠き、この交流で彼らが張り切れば張り切るほど孤立する。「**浮き上がり型孤立**」である。こうした孤立への不安からも、彼らは絶えず仕事へと焦躁的に過熱し、過熱がますます孤立を導く。これが「**躁病のスパイラル**」である。

さてM－3では、うつ病回復による解放感から躁的「多幸状態」へと移行し、同時に周囲への感謝から仕事への熱中が始まり、軽い躁的熱狂（焦燥）の様相も帯びた。これを「多幸∨熱狂」の構造と表現するが、「解放∨緊迫」の発病状況から生じている。一方、M－4は、仕事上の「緊迫」が中心で、それが「解放」を呼び寄せて「緊迫∨解放」型の躁病発病状況が形づくられ、そのまま「熱狂的焦燥∨多幸」型の軽躁病に移行したと見られる。ところで、A氏の場合はこれに似るが、「熱狂的焦燥＝多幸」と表記できよう。彼らではイライラ・焦燥があまり目立たないが、前掲のKさんでは絶えざるイライラや絡みが目立ち、「解放」や「多幸」は少なかった。これは、より焦燥感の強い「熱狂的焦燥∨多幸」型と考えられる。こうして軽躁状態にも、

1「多幸∨熱狂的焦燥」型　2「多幸＝熱狂的焦燥」型　3「多幸∧熱狂的焦燥」型

の三型が抽出される。この三型は、中等症・重症を通しても存続し続けると考えてよい。

実は従来、あまり注目されなかったこの軽躁状態に、最近の双極性Ⅱ型論争を通してやっと光が当てられてきた。内海健は著書『うつ病新時代』で、この状態への理解が今後の気分障害理解への鍵を握るという(16)。いずれにせよ、今後大きな関心が、この軽躁状態に払われてしかるべきである。

2　中等症（妄想型）躁病

中等症躁病とは妄想型躁病であり、躁病の典型像を示す。ここでは思考の意味連関性（思路）は軽躁からさらに転調し、ある思念像に「憑かれた」状態から、未来が肥大化して価値獲得的なバラ色に決定付けられ、過去がゆらぎ、現在はバラ色の未来への道となる。バラ色の思念像は類似連合を通して「幻覚・妄想」へと結晶し、それが現実世界と併存する。

ここでの妄想が「誇大妄想」という名しか与えられていないのは、それだけ躁病研究が遅れていることの証左だといえる。少なくとも、うつ病の「三大妄想」（罪責・心気・貧困）と対極的な誇大妄想があり、これをここで「天才妄想・超健康妄想・富裕妄想」と呼んで「躁病の三大妄想」と捉えることにする。その具体像を見てみよう。

【症例M－5】男性、四四歳、会社員

三人同胞の末子で二男。幼少時甘やかされ、苦労を知らない。私大卒後、銀行に就職した。性格は内向的、神経質で几帳面、完全癖が強く、何事も自分の思ったようにいかないと気にいらない。反面、他人の言を気にし、自分を抑える。

彼は三六歳で母に死なれ、うつ状態になった。不眠が続き、イライラして死にたくなる。三カ月後に回復し出勤したが、以後一カ月半ほど軽躁状態になった。毎日五時間ぐらいの睡眠で、疲れを知らず、ファイト満々だった。翌年五月、また過労からうつ病に陥った。一年半で改善したが、軽躁状態が一カ月半続いた。

四三歳で過労から三回目のうつ状態に陥った。眠くて仕方がなく、億劫で仕事もできず、憂うつ感が強まる。外来通院で薬をもらったが、翌年一月、薬の変更を機に不眠となり、急速に躁転した。すっかり気が大きくなり、世の中が自分のためにあるように思い、優越感がいっぱいで、気持ちがよい。「人生とはこんなに気持ちがよいものか」と充実感に溢れる。他人に親しみを感じ、多弁で誰彼なくやたらに話しかけたくなる。ジッとしていられず、「いま自分にできないことはない」と感じ、やたらに家の中を整理したり、株を買い集めたりした。

急に勉強がしたくなり、法哲学書を読み、大学に入り直そうと願書をとりよせた。誇大妄想的で、「自分は天才だ、特別の使命を帯びている」と思い込み、「今やらなければやるときはない」と思った。自分が世の中で一番偉く、自分がいないと銀行が困ると思いこみ、家人のいうことは全然聞かない。睡眠はこの間平均三〜四時間で、寝つきはよく、一〇時頃倒れるように眠り、朝は二時頃パッと目覚め、真っ暗の中を起き出す。頭が妙に冴えてすぐに仕事にとりかかり、しかも日中も全然眠いと感じない。

彼はその後入院し、三カ月で躁はおさまったが、その後軽うつ状態が続いた。

母の死後、喪失感からうつになり、その後代償的に仕事に憑かれたようにのめりこみ、軽躁状態に移行した。その後また過労からうつに陥り、回復とともに軽躁に移行、それを二回繰り返して三回目に、彼のうつとその後の躁は拡大した。それを加速させたのが「失地回復」への焦りだった。自分のうつのときをマイナスだったと過度に憂慮し、失地回復に、つまり失われた価値の回復に焦燥する。これがうつの後の熱狂をより重症化させる一因だった。こうして孤立はますます深まり、先手型のリズム崩壊はより進行する。悲壮な万能感・多幸感が昂進し、「自分にできないことはない」「自分は天才だ」という妄想的な確信に至るのである。

【症例M－6】男性、四〇歳、会社員

［**生育歴**］男のみ六人兄弟の末子。父は一代で中企業を立ち上げたが、彼が二〇歳で死亡。小学校三年で小児結核に罹り、六年まで療養生活を送った。私大卒後商事会社に就職し、二八歳で恋愛結婚をした。

［**性格**］〈**本人と妻による**〉は明るく、面倒見よく人に好かれるが、実は能力に劣等感をもち、他人の言を気にする。仕事熱心で熱中しやすく、几帳面だが過度ではない。豪放でもあり、酒をのみ談笑するのを好む。

［**現病歴**］三二歳で仕事に油が乗り始め、展望が開けるとともに猛烈に張り切り、女性関係も乱れて、睡眠時間は五〜六時間という軽躁が一年半ほど続いた。三三歳秋、軽うつ状態に転じ、眠りが浅くひんぱんに目覚める。不安・緊張が強く人に会うのが怖く、億劫で記憶力が減退し

腰もだるい。三四歳の五月、精神科に入院。一カ月半で寛解退院した。

退院時、軽躁状態で、七月に出社し病勢は強まった。占い師から「家の業を背負っている」といわれて真に受け、気が大きくなり、会社でも張り切り、仕事が面白くて仕方ない。仕事が終わると若手を連れて飲み歩き、一二時頃に帰宅しバタンと寝込み、朝は四〜五時頃パッと起きる。睡眠は平均三〜五時間で昼も眠くない。八月九月とこの傾向は強まり、「自分は神の子だ」、「何をしても許される」と思い込み、特別な使命を負った人間で、何か大きなことをしなくては、と思い込んだ。だが一〇月にはまたうつに転じ、前回より重く、希死念慮も出てきた。浅眠で、夜中に何回も目が開く。出勤したり休んだりで、約三年半が過ぎた。

三八歳の四月、やっと出社したが、一〇月からまた躁転。以後二カ月くらいが最高で、能力を過信し、天才で漱石などと同じと思いこみ、「今まで病気でなく劣等感の塊だった」と病気を否定した。毎日夜中まで飲み歩き、一二時過ぎにバタンと寝ると、翌朝五時頃にパッと目が開き、睡眠時間は四時間ぐらい。彼は同年暮れにまたうつに転じ、数カ月後に寛解した。

M－6はM－5に酷似して、仕事に憑かれたようにのめり込み、軽躁となり、やがてうつへの陥入を経て躁転後、病勢は拡大し、「自分は神の子」だと妄想的確信に至る。実は両者とも四〇年前の症例で、高度成長期の「行け行けどんどん」の社会背景を無視できない。まだ「リストラ」の流行する以前で、躁には寛容な時代でもあった。

両者とも、数回の軽躁～軽うつの波を繰り返したあと、妄想型躁病に至った。その際の主役は仕事への憑かれたような過熱・焦燥で、それが悲壮な多幸を呼び寄せ、「妄想的熱狂」へと嵩じてゆくが、それを加速させたのが、うつ病による「失地」の回復への焦りだった。

こうして患者の価値獲得への先取り的活動（焦燥）はどんどん高まり、一刻たりともジッとしていられず、注意の転動性が高まって気移りが激しく、思考は奔逸的だが全体の脈絡を失うには至らない。頭は冴えて鋭いひらめきがあり、身体的にも超好調で、多くは食欲・性欲ともに昂進し、気が大きくなり、自分にできないことはないと思い込み、言動も常軌を逸するに至る。気分は昂揚し、爽快と焦燥の両極が現われる。並行して睡眠も「早朝覚醒」よりさらに早く目覚め、**「未明覚醒」型**の睡眠に至る。夜は遅く、多くは一二時前後に寝る。寝付きはよく、夜中の二～四時頃にはパッと覚める。熟睡感がありジッとしていられず、起きて仕事を始める。

こうした「熱狂」的焦躁は孤立をより進行させ、他人との距離感はますます希薄で、誰彼なく話しかける。「自分は天才」で特別な使命を帯びており、世の中で一番偉いと妄想し、他人の言を聞かなくなる。彼には現実世界の輪郭は正常人と同様に知覚されるが、それを背景に妄想的像の連鎖が侵入し、現実の意味がまったく異なって知覚される。妄想世界の二重性（「二重登記簿性」）は、統合失調症と形は異なるけれども、本質的に同様に現われる。

ちなみに、この妄想段階でもまだ躁病の前述した三型は分けられる。まず、右のM－5、M－6とも「熱狂的焦燥＝多幸」と表される。これに対し、前掲のKさんの妄想型躁病は「熱狂的焦燥＞多幸」型と表されよう。最後の「多幸＞熱狂的焦燥」型については、つぎに一例を挙げたい。

【症例M－7】四二歳、無職

同胞二名の第一子・長男として生まれる。父は会社員で勤務地を転々とした。父は過度に厳しく、母は甘やかし型。小学校時代おとなしくまじめで、小学校は転々とした。中・高は地方都市、成績優秀で親・先生に期待された。高卒後一浪し、地方の国立大理学部に入学。四年まで進学したが、その後自分の目指すところが分からず、三年留年し中退した。

一年間実家で過ごし、二七歳時にある小企業に就職。翌年、職場のトラブルがきっかけで飛び降り自殺を図り、軽い歩行障害を残す。仕事をやめ、自宅療養で精神科診療所受診。二九歳で某中企業に就職。本人の好きなコンピューター関係の仕事で、頑張った。三四歳時にアパートを借り同棲。二年で実家に戻る。三八歳、仕事が辛くなり退職。頑張りすぎで、コンピューターに向かうと夢中になり、時間のたつのを忘れる。三九歳、初めて躁転。家族内でトラブルになり、父に暴力を振るうなどのため、精神科入院となる。

強度の不眠で軽い錯乱を呈したため、約二週間にわたり保護室に収容した。攻撃性は目立ず、多幸的でスタッフへの依存が目立った。印象的なのは入院数日目、彼が自分の排泄物を玩んだことである。以後、彼は躁状態が寛解すると間もなく、また躁転することを繰り返した。二回目入院時は「父親に将棋で勝ち、途端にやったと嬉しくなり、躁状態になった」。三回目、躁が落ち着き外出可能となり、タバコを吸い、その快感で躁になった、など。いずれも多幸性が病像の中心だった。現在は五回目の周期後、安定している。

さて、この中等症（妄想型）躁病は、クレペリンの描く「狂躁」に相当する。これは、発病はふつう突然で、患者は思慮深く良識もほぼ保たれ、ただ良識と思考は極度に転動しやすく、一過性の妄想表象が時に妄覚を伴って出現し、気分は放埒・陽気・不遜で時に熱狂的、という。

3　重症躁病（夢幻様躁病）

妄想性躁病がもう一歩進むと、孤立はより深まり世界は混濁して影のようになり、睡眠障害も嵩じて「**完全不眠**」となって夜昼の別はなくなり、行動は焦燥が嵩じて滅裂となる。つまり意識変容を伴った夢幻様躁病像に至るのである。

【症例G】女性、二一歳、会社員（前掲、第八章）

［生育歴］股関節脱臼で小・中学と男子にいじめられ、負けん気が強いが、小心。

［現病歴］短大卒後、証券会社に就職した。職場に不満が募り、彼女はたまらず「職場改善」へと気負い込み、同時に一睡もできなくなって、徐々に現実から離れて空想の世界に入ってし

まったと感じ、激しい躁的興奮に陥った。以後の過程はこうだった。

一週間くらい一睡もできず、心臓が苦しくなった。そのうち自分はなんでも分かると思い、アパート中の人の気持ちが自分に伝わると感じた。某宗教団体に呪い殺されるように思い、お説教が聞こえてきた。朝、会社への出勤途上、自分がその宗教団体の力で神になったと思い、今から日本中を歩いて旅する気になった。途中電車で歌を歌い、乗客を慰めている気になる。会社に着くと自分が部屋で一番偉くなったと思い、上司から調べものを頼まれると「お前が調べれば」と言い返した。新聞を取りに一階に降り、玄関にいた人が外に出た際に後をつけるよういわれたと思い、ついてゆく。外に出ると今度は、X事件の犯人を捕まえに行かなくてはと思い、その人と別れて別の人の後をつけた。金も持たずに電車に乗り、ある会社の前で降りた。そこに犯人がいると思い、部屋に入って空席に坐った。事務員に用件を聞かれたが、置いてあったスーツケースの中を見せろといった。次いでお茶が出たが、足でけとばした。——救急車が来て病院へ運ばれた。病院には会社の人や妹が来ていたが、彼らと話すと自分は死ぬと思い、大声で出てゆくよう命じた。廊下を歩く人たちの声が家族の声に聞こえた。世界中の時間を自分が遅らせるんだと考えた。

病室に着いたが、そこが某宗教集団の集会場だと思い、家の財産を全部盗られると思った。

彼女はこの病院に入院した。当初、軽い意識変容を伴った錯乱状態と診断され、興奮と奇矯な言動が目立ち、常軌を逸していたが、部分的には疎通可能だった。被害妄想を伴った誇大妄想（「自分は神だ」）、妄想知覚、テレパシー体験・考想伝播様体験・錯聴などの多彩な症状が見られた。彼女はその後、二回の軽躁～軽うつの波を経て落ち着いた。

【症例M―8】女性、四〇歳、自営業

［生育歴］兄が一人いるが、仲は良くない。「良い子」で育ち、成績も良く、大学（私立）まで甘やかされた。父は会社を経営しており、以前はよかったが、不況から不調となった。兄は大卒後に家を出た。彼女は大卒後銀行に就職したが気に入らず、辞めてフラワーデザインの仕事を始めたが、経営基盤がしっかりしなかった。この頃恋人ができたが両親の反対で結婚できず、両親との関係がまずくなった。性格的には人がよく、友達は多く、責任感・正義感が強いロマンチストだが、甘えん坊で弱い面がある。

［現病歴］三六歳で地方の某ホテルにデザインの仕事を依頼された。出張して頑張ったが期限に間に合わず、不眠と過労が重なり、責任感と焦燥とから急速に精神運動性興奮状態に陥り、同市の精神病院に一カ月ほど入院した。その後ときどきうつ的になり、近所のクリニックで薬をもらっていた。この間も両親と同居し、三人での生活を送っていた。

今回は三九歳時、仕事遂行の困難に加えて、父の事業の悪化と母の骨折での入院とが重なり、結婚問題での両親への怨みも高まり、「頑張らなくては」と不眠・興奮が嵩じた。ほとんど一睡もできなくなり、両親と激しい喧嘩になり、さらにあちこちで仕事上のトラブルを起こした。

一カ月間この状態が続き、大学時代の友人たちが相談して本人を入院させた。
入院時は激しい錯乱性の興奮状態で、滅裂、見当識悪く、ここがどこかも了解しない。「自分は天使だ」と激しく主張し、そのまま保護室収容となる。薬物により、少しずつ落ち着き、天使としてこの世の不正を正すために闘ったが反撥がひどく大変だったことや、両親に結婚を反対された恨みと、その両親が年老いていくことへの不安を語り始めた。

両例とも、一気に重症の夢幻様躁病を発症した。ここでは、現実世界はすでに「影」と化し、患者の言動は一見支離滅裂のように見えて、実は「正義の闘い」（症例G）や「仕事の遂行」（症例M－8）という一定の筋が、わずかながら貫かれている。これが思路の夢幻様状態への転調である。一気に躁が重症化したのは、Gでは「同僚を代表して正義の闘いを」という気負いと孤立・不安との激しい相克のゆえであり、M－8では仕事遂行の困難と家族間の葛藤による焦燥との厳しい相克のゆえだった。病者の心はすでにこの地上を離れ、現世的時空間を超え、超次元の時空間に飛んでおり、もはや「天国」に飛翔している。

彼らはすでに天使や使徒であり、現世秩序を一旦は超えているが、この超世界では神も天使も悪魔や人間と同居し、相互にあい闘い、働きかけあっている。これは夢幻様うつ病の「地獄」に対応する。この天国は素晴らしい「極楽世界」ではなく、正義を求めると必ず敵が現われ、悪魔が出てくる。これは伝統的に「躁病者の被害妄想」と呼ばれてきたことの延長上にあり、また重症うつ病者の「地獄」が必ずしも暗黒一色ではないことに符合する。

ここでG、M－8ともに「熱狂」性が強く「多幸」は少ないが、これは発病状況との関連で了解できる。したがって、これらは「**熱狂的焦燥∨多幸**」型と表される。これに対しM－7では、夢遊的多幸の中で「大便を食べる」に至った。これは重症型の「**多幸∨熱狂的焦燥**」である。

この世界は「誇大妄想」や「錯乱」と一括され、これまで光を当てられずにきた。唯一クレペリンが「譫妄《せんもう》型」として、これを克明に描いた。それは、次のようである。

「躁病の発作は譫妄状態の像で経過し、深い、夢幻的な意識混濁と、奇抜な、まとまりのない妄覚や妄想を伴う。この発作は普通ごく突然始まり、ただ不眠や、落ち着きなさや不安な気分変調がその一―二日前から、稀には何週間か前から認められるだけである。意識は速やかに混濁し、患者はひどくぼんやりとし、錯乱し、困惑し、時間と場所の見当識を全く失う。何もが変って見え、自分は天にいる、ヘロデの宮殿にいる……と思う。まわりの人々は誤認され、同室の患者は身内の者であり、医者は国王陛下であり、聖職者であり、黒悪魔である。……同時に多数の妄覚が現れる。火事だ、鳥が空中を飛びまわっている、天使が現れる」「患者は相手の話をよく聞かず、……反抗し、打ちかかる」(17)

クレペリンは見事に、この「譫妄型マニー」者が現世秩序を超え天にあり、この天国はさまざまな苦難を含む超次元世界であると見抜いていた。おそらくブロイラー以降、こういう症例は、たちまち「統合失調症」の万能袋に入れられてしまったのであろう。

第一二章
躁うつ病の分類

最後にまとめとして、以上の論点を踏まえて、わたしなりの人間学的な躁うつ病分類の試案を簡潔に提示したい。要点は、本来、躁もうつも単極性では存在せず、躁優位型・うつ優位型および躁うつ同等型があるだけだということで、結果的には説明の要もない単純なものになる。

Ⅰ　波型（wave form）
1、周期性うつ病（またはうつ病相期優位の躁うつ病）
2、循環型躁うつ病
3、周期性躁病（または躁病相期優位の躁うつ病）
Ⅱ　漣《さざなみ》型（ripple form）
1、ディスチミア（抑うつ気質）
2、チクロチミア（循環気質）

3、ヒペルチミア（発揚気質）

もちろん、これらは一つの理念型として立てられており、いずれもそれぞれ相互移行するもので、英米語風にいえば「スペクトラム」をなしている。したがって、それぞれの亜型はさらにいくつでも立てることができる。例えばいま、アキスカルらのいう双極性二型が重要と考えれば、それをⅠの2、循環型躁うつ病、の亜型として立てることは十分に意義があろう。

参考文献

1 「キルケゴール」『世界の名著51』桝田啓三郎編、中公バックス、一九七九年
2 ゲーテ「詩と真実」『ゲーテ全集 第九巻』菊盛英夫訳、人文書院、一九六〇年
3 マリアンネ・ウェーバー『マックス・ウェーバーⅠ』大久保和郎訳、みすず書房、一九七〇年
4 山本健一「意識と脳」『ライブラリ脳の世紀8』サイエンス社、二〇〇〇年
5 千谷七郎『漱石の病跡』勁草書房、一九六三年
6 L・ビンスワンガー『うつ病と躁病』山本巌夫・宇野昌人・森山公夫訳、みすず書房、一九七二年
7 von Gebsattel, V. E. F.; *Prolegomena Einer Medizinischen Anthropologie*, Springer Verl. 1954
8 アーロン・T・ベック／A・ジョン・ラッシュ／ブライアン・F・ショウ／ゲアリィ・エメリィ『うつ病の認知療法』（新版）坂野雄二監訳、岩崎学術出版社、二〇一二年
9 L・ビンスワンガー『夢と実存』荻野恒一訳、みすず書房、一九六〇年
10 森山公夫『現代精神医学解体の論理』岩崎書店、一九七五年
11 森山公夫『統合失調症』ちくま新書、二〇〇二年
12 飯田真編『躁うつ病の精神病理3』弘文堂、一九七九年
13 ハイデガー『存在と時間』（下）桑木務訳、岩波文庫、一九六三年
14 竹内龍雄ほか「Panic Disorder――4類型化の試み」『精神医学』三二巻九号、一九九〇年、九五七～九六二頁

15　ピート・C・カイパー『うつ、その深き淵より』那須弘之訳、創元社、一九九七年
16　内海健『うつ病新時代』勉誠出版、二〇〇六年
17　エミール・クレペリン『躁うつ病とてんかん』西丸四方・西丸甫夫訳、みすず書房、一九九一年

V

躁鬱病の治療について

第一三章

「癒し」としての治療と「柔らかい治療主義」

1　はじめに

いわば地獄の扉をこじ開ける思いで、わたしは一九六〇年に精神科医への門をくぐった。その頃、精神科病棟はどこも重い扉と鍵で閉ざされ、中は暗く陰惨に見えた。「精神病は治らない」というペシミズムがいまだ盛んで、精神病は病因不明の脳病だから、一時的に病状の落着く「寛解」はあっても、真の意味の「治癒」はないというのだった。しかも現場では、電気ショックやインシュリンショックなど、過酷なショック療法が治療法として隆盛を極めていた。

一方で、一九五〇年代にヨーロッパで開発された抗精神薬・抗うつ薬がすでに日本にも入り、コントミン、ヒルナミン、トフラニール、バランスなどが保険適用を受け、使用可能となっていた。これらを使うと、驚いたことに、しばしば簡単に病状は改善されていくのである。だがそれは単なる一次的な寛解で、長期的に見れば精神病は不治だというのが一般的見解だった。いずれにせよ、治癒不能で社会規範に反する精神障害者は、必要とあれば一生精神病院に収容してよいというのがその時代の精神障害者政策で、躁うつ病も例外でなかった。

そうした中でも、精神病院の解放化は少しずつ進んでいったが、一九六〇年代末から状況は爆発的に変わり、若者の叛乱が噴出した。重化学工業社会からポストモダンと呼ばれる高度消費社会への決定的な移行とともに、旧来の共同体は解体されてゆき、あらゆる文化の、そして人間存在の近代的あり方が根底から問われていった。精神障害者のあり方も問われ、以前の収容主義は糾弾され、主として薬物療法を中心とする解放・治療主義が前進して「コミュニティ・ケア」が目標に掲げられた。こうした精神医療状況の抜本的変化の中で、精神病の疾病観・治療観も大きく変わったのである。

わたしたち日本の若手精神科医も、六〇年代末に精神障害者の処遇変革を求めて立ち上がったが、同様の動きはほとんどの先進諸国で起こり、「反精神医学」運動とも呼ばれ、従来の収容主義・不治主義の糾弾・解体に立ち向かったのである。この中で、例えばイギリスの精神科医レインは、精神障害を「帰還可能な人生の旅路に出ること」と主張し、鮮明な印象を残した。

わたしたちは以後もこの運動の道を進めてきた。あるときは激しく、あるときは迂回し、また混迷しながらも、絶えることなく新たな道を求めてきたのである。そしてわたしたちは今、コミュニティ・ケアを目指す精神医療運動とはまさに「終わりなき闘い」だという現実に突き当たっている。精神障害者がコミュニティで生きていくためには、同時に崩壊しつつあるコミュニティを、新しい共助的共同体として再生させることが不可欠なのだ。

2 躁うつ病治療論の現在

さて以上を前置きに、ここで「躁うつ病治療」を根底的に捉え直してみたい。

まず現在、改めて驚くことは、躁うつ病の治療論がほとんど「薬物治療」に置き換えられんばかりの「薬の支配」であり、その背景にある巨大なグローバル製薬企業の宣伝力、そしてそれに乗ってしまう精神医学界のある種の無力さである。この問題については、すでに多くの人々の厳しい指摘がある。例えば、八木剛平は二〇〇五年、製薬業界と精神科専門職の「営利結合」が新抗うつ薬の過大評価をもたらしたことが、すでに二一世紀初めに英米で警告されたと指摘し、同じ事態が日本にも上陸しているとして、その内容を三つ挙げている(1)。

第一は、うつ病患者の「掘り起こし」である。全米躁うつ病協会は一九九七年、一般市民に対する教育プログラムの作成などの対策を勧告したが、日本でも一九八〇年代にうつ病の啓蒙が進み、うつ病患者が九〇年にはすでに圧倒的に増えたという。第二は、製薬会社やメディアによる新抗うつ薬の宣伝・報道が、うつ病は薬で治す病気だという印象を与えかねないことである。その一例に米・日におけるプロザック報道による熱狂が挙げられている。そして第三が、専門医用の治療指針や薬物療法アルゴリズム(定型的手法)の作成・紹介・普及が薬物偏重の傾向を加速していることである。そして、精神科薬物療法研究会の「大うつ病の治療アルゴリズム」では、精神療法にはほとんど触れていないことを一例として挙げている。

八木のこの批判・警告から一〇年を経た現在、状況は一向に良くならず、むしろ悪化している。例えば、一九九九年に新世代抗うつ薬ＳＳＲＩの発売が厚生労働省により許可されて以降、精神科を受診するうつ病患者が爆発的に増加したことは、すでに多くの批判的な議論を呼んだ（2）。あるいはまた、二〇一一年に「日本うつ病学会」が出した「治療ガイドライン」でも、基本は薬物療法アルゴリズムで、心理療法への言及はわずかであり、「心理社会的治療」は薬物療法の導入役に押し込められてしまっている。

もちろん、こうした流れに抗する動きもそれなりに強く、例えば前述の八木は、「ネオヒポクラティスム」を標榜して三部作の労作、『精神分裂病の薬物治療学』（一九九三年）、『精神病治療の開発思想史』（一九九九年）、『現代精神医学定説批判』（二〇〇五年）を続々と出版した。彼は、「自然治癒力」を科学的に解明しながら、その治療的応用をめざすことを「ネオヒポクラティズム」と呼び、この自然治癒力に依拠し、病気に有効な治療法は、病気からの回復メカニズムの解明から導かれると考える立場を、〈回復論的治療観〉と呼ぶ（1）。これに対し、根本的な治療は病気の原因を発見し、それを除去することだと考える立場を「発病論的治療観」と呼び、八木自身は前者に立つと表明する。こうした立場に立つ論者も決して少なくはなく、列記はしないが多士済々である。だが、残念ながら主流ではない。

わたしも以前から精神障害の「自然治癒説」を説いてきた。ただ、わたしは「回復論的立場」には限定せず、人間学的病因論の立場からの治療論を唱え、いわば統合的・人間学的な「病因論＝回復論的」治療観に立つ。この立場をわたしは「柔らかい治療主義」と呼び、これまで精神科で行われてきた「ショック療法」に象徴される硬く激しいイメージへの批判とした。ちなみに、近年大きな注目を浴びてきているベックらの「認知行動療法」は、柔軟な姿勢をもち、かつわたしの論に似た点も多いため、期待を寄せたい。

3 治療論の前提

この「柔らかい治療主義」の前提として、わたしはまず次の三点を提出したい。

❶「インフォームド・コンセント」の重視

これは一九七〇年代以降のアメリカの患者運動から出てきた「患者の権利」の一環で、アメリカでは主として訴訟対策の面が強調されるといわれる。訳し方が難しいが、「説明を踏まえての同意」ということであろう。わたしたちはアメリカ流とは一線を画し、これをむしろ、「治療者の適切な説明により患者の自覚を深めるとともに、治療者・患者間の信頼関係を形成する」ことと理解し、この義を医療展開の基盤としてゆきたい。

❷「自然（自己）治癒力」の重視

英語で **cure**（「治す」）と **heal**（「癒す」）を区別する。

前者は外科手術や抗生物質投与の場合のように、特定の病原を排除するため積極的に侵襲・介入を行い、患者は受動的客体と考えられる。一方、後者では病者の自然治癒力を高め、それにより病原の減小・消滅を目指し、患者は治す主体である。もちろん、この両者は相互補完的であり、前者の侵襲も、結局は後者の自然治癒力を前提としているものである。逆にまた、病原の力が強すぎるときは、それを削がない限りは自然治癒力も負けてしまう。

消費者民主主義に立つ現代社会で、患者が医療の主体であるべきことは当然であり、インフォームド・コンセントを軸に、「癒し」の理念を核として精神科治療が（そしてまた全医療が）組み立てられるべきである。自然治癒力を高めることが「柔らかい治療」の根幹である。

❸「傾聴」と信頼関係の構築

重要なことは、患者の精神・身体的自然治癒力が、治療者や治療協力者との共感関係の中で高まることである。共感関係をつくる基礎は、まず「聞く（聴く・訊く）」こと、そして適切な答えを返すことで、その中で患者の秘める苦悩が共有されることになる。これこそが精神医療スタッフ（治療者や治療協力者）の最低限の資質であり、その修練が精神医療スタッフの修練の基礎である。もちろんこの「聞く」は、言葉以前の無意識の態度をも含む。身体がまず「聞き」、両身体が共振する。これこそは「精神療法」の基本であり、これを「支持的精神療法」と呼んでもよい。

第一四章
柔らかい治療主義の三段階

1　なぜ三段階か？

躁うつ病治療の中心課題は、うつないし躁における内的葛藤の「悪しき循環」（スパイラル）を解体・消滅へ導き、その背景たる孤立と生リズムの歪みを克服し、最終的には自己内葛藤を統合することにある。スパイラルの解体自体は、薬を援用すれば普通はそれほど困難ではない。問題は病に至った状況が変わらないとき、病が遷延したり、またはいったん改善しても、じきに再発することをいかに防ぎ、最終的治癒をもたらすかにある。

こうした事情を踏まえた治療理念として、わたしは「柔らかい治療の三段階」論を提起してきた。これは「回復の三段階」であるとともに、回復の展開を求めて自然治癒力の発現を促す「治療の三段階」でもある。この三段階とは「眠り、遊び、仕事」である。

「眠り」の重要性はすでに何回も説いた。わたしがはじめにぶつかった臨床的出来事は、よい眠りが恢復をもたらし、逆に睡眠障害は病気の再発・悪化をもたらすことだった。ここからまず興奮を鎮静させ、よく眠り、休んでもらうことが先決問題と考えられた。次に、眠りを通していったん落ち着いた患者は、往々にしてすぐ仕事にもどることを求め、焦る。説得が効かず早々に退院した患者が、じきに再発して再入院することも、しばしば起きる。こうして早期退院への焦躁を鎮め、猶予期間をもつよう説得する必要を臨床家は学ぶ。この焦燥の癒しをわたしは「遊び」と捉え返し、この期の過ごし方がきわめて重要と考えた。なお、「孤立と生リズムの歪み」の徹底的解決が、この期の課題だともいえる。

ところでさらに問題は、以上の段階をなんとか過ごしても、いざ職場復帰となると不安と焦燥から失敗する場合が少なくないことだった。これには受け入れ側と当人の両方の問題がからむが、この「仕事」の段階にも、とりわけ患者の対人関係をめぐる特有の援助が往々にして不可欠である。そしてここでは最終的に、「二つの自己」の和解・統合が問われる。

こうして患者の「治病」＝「回復」の全過程を、眠り・遊び・仕事の三段階と捉え、この各段階に潜む固有の困難を克服して進むことが重要と考えた。これはあくまでも治療理念で、入院治療の経験に基づくが、もちろん外来療養の場合もこれに準ずる。実際はこの道はしばしば厳しく、「三段階」は何回か繰り返されることにもなる。さらにこの三段階は、一見逆の躁にもうつにも同様に適応されるが、躁うつ相関の視点からは当然でもある。

なお、この三段階を通して、薬物の適切な使用は重要課題だが、ここでは具体的には触れない。

ただ、わたしたちの「躁うつスパイラル」論は、ヒルナミン等鎮静系の薬物がなぜ抗うつ作用をもつのか、「気分安定剤」はなぜ躁にもうつにも効くのか、抗てんかん薬はなぜ気分安定化作用をもつのか、といった双極性気分障害の薬物療法をめぐる基本問題に解答を与えてくれる。

2 その具体像

第一段階――「眠りと休養」期

躁うつ病治療の基本は、まずよく眠り、いったん落ち着くことである。薬の力も十分に借り、とりわけ躁的焦躁を収めて、苦悩の連鎖である躁うつスパイラルを解体し、こだわりを断念して心身の安らぎを得る。同時に治療スタッフと信頼関係が結べるようになり、共同性からの疎外を解消して人間への基本的信頼を回復する。これが第一期の基本課題である。

なお、精神障害の治癒に「眠り」が重要なことは古来知られていたようで、古今東西の文献に散見される。例えばわが邦では、平安時代の『大同類聚方』(八〇八年)で、「突然狂い」出した者に「くるいやみ」という薬を与えると、「疲れ臥す、眠ること久し。驚くべからず。後に覚めて癒ゆ。奇方なり」とあるのを八木らが引用している(3)。一方、西欧では、シェイクスピアが悲劇『マクベス』で眠りを「傷ついた心の霊薬」と述べ、深い考察を展開している。

「『マクベスは眠りを殺してしまった！』――無心の眠り、心労のもつれを解きほごしてくれる眠り、日ごとに訪れる生命の安らぎ、つらい仕事のあとの湯浴み、心の痛みの塗り薬、大自然の与える大御馳走、人生の饗宴の最上の一皿――」(4)

『マクベス』全編は、眠りへの賛歌であり、かつ近代における眠りへの挽歌とも読めるほどだ。

さて、この第一段階は理念的には、さらに次の三期に分かれる。

1 **眠りへの導入**…状態により薬が必要か否かを見極め、必要時にその質・量を選ぶことは、医者の資質が問われる第一関門である。ふつう一〇時間くらいを目途に、よく眠ってもらう。重症で拒薬が激しく、どうしても必要な場合は、隔離・拘束・点滴などの手段を用いざるをえない。スタッフはこの間、ともかく患者に優しく接し、必要に応じ飲食・排泄も介助し、それを通して彼の人間不信を和らげてゆく。

2 **悪循環の解体**…ぐっすり眠れるようになると、躁病・うつ病ともに焦躁的興奮が解消され、激しい精神的悪循環のスパイラルは自ずと解体され、落ち着いてゆく。これまでの過緊張と過労の交感神経優位の身体から副交感神経優位の身体へと転換し、治療的転回が生ずる。これが第一の自然治癒過程である。精神的にも変わり、スタッフと一対一の信頼関係が芽生え、自分の心身を委ねられるようになる。

3 **安定の継続**…治療的転回が生じても、しばらくはよく眠り、ゆっくり休んでもらう。徐々に睡眠と覚醒が分かれ、自力で飲食・排泄ができるようになる。スタッフ集団との基本的信頼関係も生まれ、その中で「自分は病気だった」という自覚も得られ、病的な「とらわれ」(執着)からの解放、断念が可能になる。

第二段階──「遊びと自覚の獲得」期(リハビリ期I)

ひとたび落ち着き、身体も正常化すると、患者はすぐに仕事へと焦りがちである。その仕事をいったん忘れ、「結果を問わず過程を楽しむ」という意味の「遊び」の生活展開をし、それを通して自分なりの生活リズムと、共同社会内での立ち方とを獲得することが重要である。

「遊び」のヒントの一つは、坂口安吾の『堕落論』から得た。安吾が肺結核治病のポイントを、治病を人生の一大事業と考え、それに専念することだと説いたことを、ある患者さんに教わったことによる。もう一つのヒントは、森田療法の「絶対臥褥《がじょく》」期に継ぐ「軽作業」期を、わたしなりに遊びと捉え返した点にある。つまりこの「遊び」は、享楽的意味はもたず、いわば仕事・遊びという分化以前の根源的な人間活動を意味するといえよう。

だが、そもそも躁うつに罹りやすい人は遊び下手で、結果にこだわる。遊びに対する抵抗があり、そのため、この段階の実現が一番難しいともいえる。そこでわたしは、この「遊び」の中心に「歩き」(ウォーキング)をとり入れることを勧めてみた(5)。もちろん、これ以外の運動でも可である。ただ歩きはふつう誰でも、どこでもでき、かつこれは心身の調整機能をもち、精神的にも浄化作用をもつ。ちなみに「ランナーズ・ハイ」という言葉があるが、あらゆるリズミカルな運動の熟成段階に、この浄化作用は訪れるようだ。このリズムという点に鍵があり、リズムは心身の調整・浄化作用を持つといえる。

こうして、まず睡眠—覚醒のリズムを確定し、また、歩きを中心に日中の活動（作業・運動など）のリズムをつくって、生活の二四時間リズムを確立し、それを身体に刷り込み、心身の安定化をはかることを課題とする。一方、認知行動療法や精神分析・森田療法などを統合した精神療法を通して自己洞察を深め、対人関係を改めてつくってゆくことも重要である。これも、三期に分かれる。

1　**生活リズムの確立**…活動の舞台が拡がり、飲食・排泄は自立し正常化する。他人との交渉も始まり「遊び」生活に入るが、初めはぎごちない。寝る時間・起きる時間を決め、日中の歩きや軽作業・運動を含めて活動の適切な二四時間リズムを確立する。

2　**遊びの喜びの体得**…自由な活動が保障され、他患との集団的交流が成立し、中度作業・運動などを全面展開して上記の生活のリズムが確立され、「遊び」のリズムの快適さを味わえるようになり、心身の浄化作用を獲得する。次段階で重要な、他人に「断る」・「頼む」という行為が問題になってくる。

3　**生活リズムの継続**…上記の達成をより確実にしつつ、院外外出も自由となり、外泊も開始。重度作業開始と社会復帰の準備を始める。

第三段階──「社会参加」期（リハビリ期Ⅱ）

いよいよ社会へと再出発するわけだが、必要な支援を増やしながら新たな社会関係を結んでゆく段階である。とりわけ頼みごとができ、かつ「否」ともいえる人間関係作りを中心に、「理想的自我と現実的自我」の和解（折れ合い）が最終課題となる。具体的には「あるべき自分」の水準をすこし下げ、「ありのままの自分」を受け入れられるようにすることである。この作業を医療・ケアの民主的なチーム力で支援する。とくに躁転には気をつける。

1　**社会参加**…退院し社会にもどる。自己の心身の限界を疲れとして知り、困ったときには人に頼み、逆にまた人に頼まれても無理なときは「否」といえるように試み、それを通して「二つの自我」の葛藤の統合（折れ合い）に取り組む。その課題に呼応して、訪問看護・ヘルパー・デイケア参加など支援体制を組み、地域でのリハビリテーション活動を活性化する。

2　**「和解」の成立**…可能なら職場復帰し、職場の支援体制を組む。Ⅰ期の課題実現をさらに目指し、「あるがままの自分」を受けいれることを通して自己の「再生」を経験できることを目指す。

3　**和解の現実化**

第一五章

「地域医療」(コミュニティ・ケア)について

一時代前と異なり、現在ではほとんどすべての病院・医療機関が「地域医療(コミュニティ・ケア)」を標榜していて、「コミュニティ」の重要性が強調されている(6)。一方で、従来の伝統的地域共同体(旧コミュニティ)は急速に崩壊しつつあり、「街おこし・村おこし」の必要が叫ばれている。この一見矛盾した事態をどう統合してゆくかが現在の課題である。ここで「コミュニティ・ケア」の基本問題に触れておきたい。

まず第一の問題は、「**圏域**」(region)としての「コミュニティ(地域)」の捉え方である。いま、①国際的(グローバル)—②国民国家(ナショナル・ステート)—③コミュニティ、という三つのレベルで問題を考えることにする。いずれの領域も実は、統一市場形成と密接に関連する。一九六〇年代末までの「社会帝国主義」と呼ばれた時代は、「国家」が統一市場形成の軸に立ち、第一義的存在だった。その後、「グローバル」という国際的広域市場形成が最先端の課題となり、国家が果たす役割は、一部の政治家の錯覚とは裏腹に、少なくとも先進諸国では二義的になりつつある。ヨーロッパEC社会で明らかなように、「国家」の重要性は先進諸国ではすでに峠を越し、いまや政治の先端的課題は、一方で「グローバル」に、そして他方では生活の場に直結する「コミュニティ」に移りつつある。

では、どのような規模・圏域をこのコミュニティはもつべきか。

問題を精神保健圏域にしぼると、日本では行政が有効な圏域を策定するのは当面無理のようで、主体である諸施設が独自に圏域を考えるしかない。いま病院を例にとり、その責任をもつべき保健・医療・福祉の圏域を考えてみる。東京であれば、①「東京都・城北地区」（三次医療圏）―②「市・区」（二次医療圏）―③「病院の近隣地域」（一次医療圏）という三層構造で捉えるのが現実的である。ここで、一方では市・区（人口数十万人）を中心に考え、行政とも協力してその精神保健ネットワーク形成に参加し、市・区の精神保健状況の抜本的改善を図ることが必要である。だが、同時に一番大事なのは「近隣地域」との関係で、近隣地域のメンタルヘルスケア諸問題に関係し、これを基点に地域密着型の病院づくりをめざすこと、およびこれを通して「地域おこし」（コミュニティの再構築）に寄与することである。

次に、コミュニティのもう一つの側面である「**共同体**」について考えたい。先に触れた日本の伝統的共同体は、第一次産業（農業・漁業）を中心とした生産共同体だった。第二次大戦後の日本資本主義復興と高度成長をリードしたのも、「ムラ」共同体の延長上の「会社共同体」だった。

しかし今や旧来の共同体はほぼ解体し、代わって形成されるべきものが「生活共同社会」・「消費共同社会」としての日本型新コミュニティである。これはまさに人間にとっての「生活の場」であり、人間の居場所を形成する基本単位である。そこには最低限、商店街や広場があり、子育ておよび教育の場と、病院ならびに福祉の場が必要である。

いま「福祉」制度は、われわれにますます不可欠になってきたが、そもそも福祉とは人間の「弱さを通しての連帯」を保障することである。教育と福祉および商店街の共同性が、これからの新コミュニティの共同性の中核として、「街おこし」の中心を担わざるをえない。

精神科の、さらには医療一般の「コミュニティ・ケア」とは、まさにこうした「街おこし」の一環として初めて可能であり、ケア自体がいわば新しい街おこしの一事業ともなる。それは、既存の「共同体」に障害者を送り込んでゆくことではさらさらないのだ。

第一六章
症例の検討

1　回復経過の諸相——回復を妨げる要因の探求

理念が明らかになれば、すべてうまくゆくわけではない。しばしば難渋し、困難に遭遇することも多い。実はわたしはさほど遠くない時期、うつ病が遷延した「治療困難例」の方に多く出会い、その治療の難しさから「うつ病困難例」の治療に悲観的となったことがあった。もちろん、この方々にあれこれ薬を変えて治そうという試みもあるが、問題はそう単純ではない。困難をもたらしている状況の問題が大きいからである。その後、意を新たに治療的な再出発を目指し、改めて重要と感じたのは次の点である。

①適切な入院治療の利用
②認知療法を含めた精神療法的接近の抜本的統合的な見直し
③歩きを中心としたリハビリ努力の重視

④「軽微な躁」に早く気づくこと
⑤躁転を早期に抑える方法の習得
⑥躁・うつを一気に治そうとせず、徐々に振幅を小さくしようとする心構え

なお薬物療法についても、先述したように「躁・うつスパイラル」の視点からは、抗躁的な鎮静作用をもつ薬物が、うつ病にも有効な理由が見えてくる。躁・うつ相克の躁を抑えることで相克の葛藤から解放され、結果的にうつ病が収まるのである。リチウムや抗てんかん剤など興奮抑制剤が、「気分安定剤」として双極性障害に有効な理由も、この視点から同様に理解される。

この躁うつ病困難例の治療の再出発に当たり、わたしは、治療の難易度が何により決まるかを具体例で検討してみた。以下、その検討に則して七例を挙げ、回復困難の由来を明らかにしたい。

【症例N】女性、六九歳

地方の農家に生まれた。六人同胞中の第四子。県立高校卒後、洋裁店に三年勤務し、その後和裁を習う。二七歳で結婚し、二子を設けたが、間もなく離婚。娘二人をひきとり、農協にずっと勤務。定年で上京し、病院などに六年勤めた。

六七歳の春、白内障で両眼手術。左眼は希望しなかったが医師の勧めで踏み切った。その後左眼の視力が低下し見えづらく、気が滅入り始めた。一方、アパートが古くなり、大家から転居を求められ、新居を探したが見つからず、体調も悪く、延期してもらった。

その六月、精神科を受診し、うつ病の診断で薬をもらったが、その後通わず。眼の手術後、仕事も辞め、空いた時間をどう過ごしてよいか分からない。孫も可愛いと思えず、自分はなんと悪人かと思う。食事も入らず、だんだんに衰弱して体重も減り、一〇月に紹介で精神科に入院。順調に回復し、二カ月後に退院。以後同院に通院し、経過は順調である。「よく眠り、無理せず、考えすぎないようにしています」と本人はいう。

【症例O】女性、三九歳「頑張って生きてきたが」

両親は本人三歳時に離婚。母に引き取られ、兄との三人暮らし。母は仕事で家を空けることが多く、頼れる親戚もなく、自分のことは自分でするしかなかった。中学でいじめに遭ったが、立ち向かっていった。高校時代は母親の男関係に反撥し、家にいるのがいやでアルバイトを始めた。高卒後、靴などの販売業で働きながら夜間専門学校に通う。

三四歳七月、脳腫瘍で手術を受けた。その後、動作・思考・判断が鈍くなり、自分の状態をうまく皆に説明できず、仕事もうまくいかずに休日は自宅でぐったりし、いらいらと不安が強まった。三五歳三月、精神科クリニック受診。以後、中断と再開を経て、三八歳二月、精神科入院。よく眠り、順調に経過して一カ月で早めの退院をし、以後、同院通院中。「睡眠八時間はとっている。入院して人生が変わった。自分の限界を知るようになった。頑張ることでこれまで生きてきた。術後の自分の身体を受け入れられなかった」。だが、退院後の生活リズムがうまく調整できず、その後二回にわたり、短期入院を繰り返してきた。

【症例M－7】（前掲、第一一章）男性、四二歳、無職「躁を楽しむ」

父親が厳しく、母親は甘い中で育ち、高校までは良い子で成績も良く、皆から期待された。大学進学後、希望の学部に進学できず、目的と自信を失って不登校となり、中退となる。二七歳、ある小企業で働き、二八歳、飛び降り自殺を図る。以後、うつ病の診断を受け、クリニックで薬をもらっていた。二九歳、某会社に就職。本人の好きなコンピューター関係の仕事で、頑張りすぎた。

三九歳で躁転し、精神科入院。以後、四回にわたり連続入院を繰り返し、躁病を頻発した。この間、①初回入院時、自分の排泄物を玩んだ。②二回目入院後、父親に将棋で勝ち、途端に躁状態になった。③躁が落ち着き外出可能となって喫煙したが、その快感から躁になった、などがあった。両親への怨念も残っていた。

その後、本人に躁状態への自覚を深めるとともに、躁転時の対処法（薬の飲み方など）を共有し、同時に睡眠・食事および歩きを中心とした生活リズムの体得を促してきた。それにより病気の自覚も進み、生活リズムが身につき、他人にも否といえるようになり始めて、状態は安定化しつつある。

【症例Kのその後】「全国行脚の最中」

Kさんは五〇歳で普通の職に就くことを断念し、障害者運動への献身を決意した。そこでも持ち前の徹底性を発揮し、創造的に活動した。人望があり、多くの人々の支持を得た。作業所づくりから、地域の精神障害者交流会の結成、さらには国際運動化を考え、「日カ精神障害者交流会」をつくり、単身カナダに渡って関係をつくり、何回も両国間の障害者交流を実現させた。その後、彼は国内の障害者交流をめざし、「全国行脚」を志した。だが、志半ばにして心臓病で倒れた。

【症例P】男性、六一歳、農業「農業への転職により状況打開を図る」

同胞二名の第一子（長男）として地方の農家に生まれる。小・中・高と地元で過ごす。成績は中。とくに親友はいなかったが、つきあいはよかった。高卒後一年浪人、上京して大学を目指したが失敗。大企業に採用されて東京での生活に入る。二九歳で恋愛結婚。三一歳時に女児誕生。

二六歳一〜六月頃、朝仕事に出るのが困難で、気分も滅入ってきた。死にたくなり、田舎に帰り二カ月休養。うつ病として病院外来で薬をもらった。復職後、二七歳一〜六月にまたうつとなり、昼夜逆転し、身体がだるく考えもまとまらず、帰省。二八歳から精神科に断続的に通院。二九歳二月、不眠・イライラが続き、多弁・他動で誇大妄想的になってきた。同年四月、精神科病院入院。本人同意せず、家族・警察を呼んでの強制入院となった。四カ月後、軽うつ状態で退院。間もなく仕事に復帰したが疲労感強く、三〇歳一〜三月、精神科再入院。退院後も気力が湧かず、何をするのも億劫な状態が続いた。

同年、紹介によりY病院受診。しばらく外来通院で様子をみたが、「難治」のため、思い切って故郷に帰り、農業を継ぐことを勧めた。本人は妻と相談の上、決意を固め、帰省した。以後約三〇年にわたり、月一回の病院受診（自分で運転し来院）を絶やさず続けた。病状は、軽い躁〜うつの波をほぼ年二回繰り返すが（春はとくに混乱する）、本人の自己調節による服薬（躁時はリーマス、ヒルナミン、うつ時はトリラホンなど、その他眠剤）により乗りきり、以後再入院はない。一度だけ躁が強まり、入院も考えたが、本人の意志と家族の協力で乗り越えた。今では病気の自己洞察は、ずいぶん深まっている。

「うつも躁も自分中心で、関係の問題として捉えられず、自分の問題を肥大化させていた」

【Qさんの苦悩と脱俗の流儀】

父は、ゆえあって本人の生後間もなく家を出奔し、本人の記憶にない。母と母方祖母により、地方で育てられた。異母同胞が一〇名ほど分散生存していたことが、後に分かる。甘やかされて育ったが、成績優秀で友人も多く、高校時代は剣道部に入り、生徒会長を務めたりした。

高卒後上京し、某私大二部入学。昼は会計事務所に勤め、夜は大学に通う、というハードな生活だった。折から学園闘争の最中で、さらに祖母が病に倒れたため、毎週末看病に通うという厳しいスケジュールが始まった。その中で彼は躁状態になった。「道行く人々が皆兄弟のように思えた」という。その後うつになり、以後は躁うつの激しい波を繰り返した。この間彼は、入退院を繰り返し、十数回にわたる入院生活を経てきた。

約二〇年を経て、彼は本格的に落ち着いた。まず生活保護をとり、現世的野心をいったん捨てるとともに生活の不安を取り除き、生活リズムを徹底して早寝早起きに直した。武道の稽古に週一回は必ず出かけ（現在、高段者である）、友人の会計事務所をときどき手伝い、「悠々自適」の生活に徹した。六〇歳を過ぎた現在、病気の影は見えない。怨念や野心を超え、自己のあるべき姿を悟ったといえる。

【R君の見事な決意と転身】

父はガソリンスタンド経営者で仕事一徹、母は幼稚園の保母として働き、本人は近所に住む叔母に育てられた。いわゆる「鍵っ子」である。中学二年で受験勉強を強いられたことに反撥し、激しい躁うつ病を発病。母は仕事を辞めて本人の介護に尽くしたが効なく、彼は両親に強く反抗し、激しい躁とうつの交代が絶え間なく、入退院を繰り返して二年を経た。

三年目のあるとき、父が過労からうつになり寝込んだ。それが大きな衝撃となって彼は、「自分がしっかりしないといけない」と反省し、父の病院探しに奔走し、その治療をしきりに心配した。それを機に両親との関係も、本人の態度も大きく変わった。生活態度を一変させ、夜一〇時に寝て朝六時に起きるという生活を徹底して守り、それにより躁うつの波はピタリと治まった。一年浪人して高校に入り、やがて某私立大学に入学すると、「落語研究会」に入り、「笑いの研究」に励んだのである。

2　まとめ

まずNは、二カ月間の入院一回でよくなった例で、病識もあり、退院後の生活リズムもうまく保ち、予防の見通しもきちんとしていて治療的に困難な問題はない。Oは、一見Nと似て見えるが、一カ月で「もう大丈夫です」と退院し、すぐに調子を崩してまた入院を繰り返した。やはりその生活史の複雑さから、重い苦悩を背負ってきたための「治りにくさ」が読み取れる。M－7も同様で、躁の再発を繰り返し、入院が長期化してしまっており、過去に担ってきた荷の厳しさを思わせる。最近やっと治癒への展望がでてきた。

さて、Kは初回発病後数回の転職を試みたが、いつも特徴的な経過をたどった。彼はどこでも優れた仕事をするため優遇され、やがて責任ある立場に立たされる。すると頑張って、過度の几帳面と熱中性から過熱し、やがてうつに陥り、結果的に収拾ができなくなる。その後彼は入院し、やがて当事者活動に献身し、独創的な仕事をして仲間からの信頼も厚かった。だが彼はそこにも安住せず、間もなく当事者活動のために「全国行脚の旅」に出ると決意し、その途上、身体疾患で倒れた。一方、Pはやや異なり、都会のサラリーマン生活を捨てて郷里に帰り、農業に従事した。それにより彼の状況は改善し、以後、毎年波を繰り返したが徐々に軽減し、入院は皆無だった。ここから最後のQ、Rまではわずか一歩である。

QとRは、きわめて重い幼少期の問題を抱えながら、自ら従来の価値観を捨て、「治病」を最大の価値として生活リズムの確立を第一義に生活の大転換を図り、以後自己との和解に成功していった。彼らに対してわたしは、「大いなる治癒」という言葉を贈りたくなる。二人の足跡から、多くのことを学ぶことができよう。

さて、以上を概括すると、「難治例」の方ほど、重いものを背負って生活してきた、といえる。過度の単純化は危険だが、この視点は大切にしたい。この場合、薬を変える選択もありうるが、それだけでなく患者が抱えている問題の重さに注目し、それをいかに超えてゆくかを医・患双方で共同して発見してゆく努力がもっとも重要である。

第一七章

「二つの魂」の統合とスピリチュアリティ

マックス・ウェーバーは、うつ病初回発病の過程を省みて、「何かの護符にしがみつくように学問的な仕事に痙攣的にしがみつく」という病的素質を自分がもっていたことを病気が教えてくれたと言い、もうあのようにはならないと決心した。彼は妻との生活に安息を見出そうと努め、さらに以前の禁欲主義への反省から、近代ピューリタニズム批判、資本主義批判へと辿りつき、ここに彼の初期の名作『プロテスタンティズムの倫理と資本主義の精神』が生まれた。彼はこうして、自分のうつ的詮索癖（几帳面）と躁的熱情（熱中性）との折り合いをつけることの重要性を発見したのである。

同じことが英国のジョン・スチュアート・ミルでも起きたのを、わたしたちはⅡの第五章で見てきた。ミルもまた、病気を糧とし、自己内の矛盾に折り合いをつけて生活者として、また思想家として再生したのである。

これらの例は印象深い。彼らはうつ病発病を機に、それまでの自らの生き方の偏向・矛盾に気づき、自己内の矛盾に折り合いをつけ、あるいは自己を受けいれて新たな生き方を獲得し社会的な再出発を果たした。ここにこそ、治病の至高点がある。

実はこの二人に限らず、Ⅱの第五章で挙げた人々はいずれも、治癒に至らないまでも、自己の病を糧とし、病から学んで豊かになっていった。八木は前掲の『現代精神医学定説批判』で、最近出版された躁うつ病者の手記を通読し、うつ病の回復が病前への「復旧」ではなく、「再生」や新たな平衡の獲得だと指摘しているが、正当といえる（1）。

前章でわたしは、躁うつ病の印象的な治療例を、難易度の順に挙げてみた。当然のことながら、「難治例」の患者さんは、さまざまな重い問題を背負っている。彼らが病の改善を見るのには、それ相当の時間と努力が必要となる。前章最後のQとRの二例はウェーバー、ミルに似て、新たな生の豊穣を見出した。ここの問題を最後に論じておきたい。

米国の哲人ウィリアム・ジェイムズは、自身のうつ病治癒体験に基づいて広く文献を渉猟し、精神病（うつ病）と宗教的経験との関係を究め、有名なギフォード講演を行った（7）。

彼は精神病者の気質が、「自己の分裂」即ち理想的（霊的）自我と現実的（肉的）自我の対立を有し、人格の「異質混交的」な矛盾をもつ点が特徴だという。そしてこの矛盾・対立を統合することこそが癒しの課題であるとし、これを彼は「二度生まれ」と呼ぶ。人は一般に幸せになるためには「二度生まれ」が必要であり、それは自然な成長による場合もあるが、キリスト教から仏教、回教、ヒンズー教など広義の宗教体験の中核をなす「神秘体験」も、この統合に寄与しうるのだという。この神秘体験は、軽から重までのスペクトラムをもつが、基本的に世界との和解・統合を意味する体験である。

「その〔洞察の＝筆者〕基調はきまって和解である。世界にはさまざまな対立があって、この対立するものの矛盾と葛藤から私たちのあらゆる困難や苦労が生まれてくるのであるが、その世界における対立物がまるで融け合って一体となってしまったかのような気がするのである」

「私たちは神秘的状態を和解的、統合的な状態として感ずる。神秘的状態は、私たちのうちにある否定の機能に訴えるよりは、むしろ肯定の機能に訴える」(6)

キリスト教では「回心」と呼ばれ、仏教では「悟り」と呼ぶこの「神秘体験」の統合過程は、よりゆっくり進む場合も、突如来襲したように見える場合もあるが、これが精神病の真の治癒過程をも示してくれる、とジェイムズはいう。

症例Q、Rのような「難治例」や、ウェーバー、ミルのようなケースでわたしたちがしばしば遭遇する優れた「治癒・回復」の経験は、まさにこうした「理想的自我」と「現実的自我」の和解・統合に依っている。現在ではそれは、「神秘体験」というよりは「スピリチュアルな体験」と呼ぶのがふさわしいであろう。

この問題は、人間存在の根底的課題を露呈している。

人間は本来的に、動物として生まれ、社会的（共同体的）人間として再生（二度生まれ）しなくてはならない。この再生の過程にはさまざまな困難が伴う。ある人々はたまたまうまく成長でき、またある人々は幾多の困難を乗り越えて再生する。だが、他の人々ではさまざまの不幸から、この乗り越えが難しい。この困難が、躁うつ病を含む精神障害の形をとると考えることができる。ここで、彼ら内部の葛藤や彼らと環界の矛盾との解決・統合を援助することが必要となる。そしてこの高度消費社会の現在、「再生」の難しさはすべての人間に及んでいる。ひとの生きてゆく過程でこの和解・統合のわざは、常に直面を迫られるもので、躁うつ病（精神病）治療の究極は、この至上課題の解決に通ずる。

つまり、躁うつ病治療の究極は、「世界との和解体験の中で自己自身を受け入れ、自己を統合する」ことにある。だが、これこそは現在に生きる人間が、多かれ少なかれ直面せざるをえない普遍的問題で、スピリチュアリティへと直結しているのである。

参考文献

1　八木剛平『現代精神医学定説批判』金原出版、二〇〇五年
2　井原裕「双極性障害と疾病喧伝」『精神神経学』一一三巻一二号、二〇一一年
3　八木剛平・田辺英『日本精神病治療史』金原出版、二〇〇二年、一六頁
4　シェイクスピア『マクベス』木下順二訳、岩波文庫、一九九七年
5　森山公夫「スピリチュアリティ・癒し・精神療法」『精神医療』73号、批評社、二〇一四年
6　広井良典『コミュニティを問いなおす』ちくま新書、二〇一一年
7　W・ジェイムズ『宗教的経験の諸相』上・下、桝田啓三郎訳、岩波文庫、一九六九・七〇年

あとがき

想うにわたしの躁うつ病論は、初論文「躁とうつの内的連関について」（一九六五年）以来、半世紀の星霜《せいそう》を経て、ここにやっと稔ったともいえる。なんという長い道のりだったことか。

はじめ、わたしは躁とうつの「両極性」という立場から、躁うつ病の「混合状態」を躁とうつの相克・移行として弁証法的に捉え返し、これこそが躁うつ病の基底的状態であるとし、それを躁うつ病者に内在する「二つの魂」の葛藤に由来すると考えた。その後、精神病理学的仕事を一時封印した時期を経て、わたしは改めて躁うつ病の基本特徴について問い返し、また治療論の基本を考察した。そして今回、三年の月日をかけて「躁うつスパイラル論」に到達した。上述の「相克と移行」が、単に躁うつ病の基底状態であるに留まらず、実はそれが連鎖の悪循環をなし、スパイラルをなして躁とうつの病態自体を形成してゆく、という考えがその核である。これにより治療論的にも展望を得ることができた。

こうしてわたしが半世紀をかけて追い続けたテーマは、躁うつ病があくまでも人間的な苦悩の極北としての病であり、この世に生きる上での受苦を表わしていて、その受苦は現在ますます激化していること、そして病からの回復とは、薬などの補助手段を用いつつ、最終的にはこの人生を生きなおすことなのだ、ということに尽きる。いずれにせよこの立場は、現在を支配している北米版精神医学教科書ＤＳＭ－Ⅲ・Ⅳ由来のマニュアル的な「気分障害」論に対して、基本的に批判的な対極に立つ。

この半世紀の間に、精神医療状況も躁うつ病をめぐる状況も一変した。抗うつ病薬騒動があり、一方で自殺の問題もあり、「新型うつ病」問題を含めて「うつ病」は時代の病へとせり上がり、精神疾患はいまや厚生労働省の指定する五大疾病の一つとなった。大型書店に行くと、「うつ病」に関する本は山と積み上げられている（だが対比的に、躁病についての本はほとんどない）。それらの多くは内容的には希釈され、ハウツーものとか啓蒙的なものが多く、物足りない。

思うにこの現在、躁うつ病問題は、理論的にも実践的にも、大きな転機に逢着している。理論的にはまず、古くさい「内因性」論を完全に脱却し、次いで安易なアメリカ型プラグマティズムに基づく「教科書」（ＤＳＭ、ＩＣＤ）の「症状羅列主義」をも超えて、日本的な統合的理論の創設があってしかるべきである。また実践的・治療論的にも、精神の病を真に癒すとはどういうことかが問い直されるべき時代に入っている。わたしは本書の執筆にあたり、こうした問題提起を深めることに徹しようとし、そのため分かりやすく書くということは半ば放棄した。この点を読者にご理解いただきたい。あえていえば、読者の皆さんには、初め煩瑣と思われる箇所は飛ばして読み、まず全体を一瞥していただくのも一法かと思う。

最近わたしはたまたま書店で、アレン・フランセス著の『〈正常〉を救え』（大野裕監修、青木創訳、講談社、二〇一三年）という書に接した。現在、冠たる北米版精神医学教科書ＤＳＭ－Ⅳの作成委員長を務めた著者が、自己の作品が果たしてきた役割の重大さをふまえて、新たに発刊されるＤＳＭ－Ｖにたいして激しい危機感を抱いている。彼は、「ＤＳＭ－Ｖは精神科の診断をまちがった方向へ進めており、偽りの診断を新たに生み出すだろうし、薬の乱用をいっそうあおるだろう」とまで厳しく警告し、こうした精神医学的診断の洪水から〈正常〉を救い出し、同時に精神医学自体を誤った道から救い出すことの必要性を強調している。ＤＳＭ精神医学の含む危険は、いまやその推進者自身により最も強く自覚されてきているのだ。

こうした危機に立ついま、本書が躁うつ病論を抜本的に見直す一つのきっかけになることができれば、わたしにとってこれに勝る喜びはない。

ところで吉本隆明さんが亡くなった。わたしが長年思想的に大きな影響を負った人で、ヘーゲルの弁証法的思考と併せてわたしの思想的骨格をつくってくれた。本書もその恩恵を受けて成った。天命とはいえ、残念だ。加うるにこの数年、わたしの親しかった友人たちが数多く亡くなった。今にして、やや茫然たる想いがある。併せて、皆に心からの冥福を祈りたい。

そのことを経て、改めてわたしにはまだ多くの仲間たちが残されているのに気づくことができた。そのことに感謝したい。このところ世の中は急速におかしさを増し、地球温暖化の影響を含めて天変地異もその激しさを倍化している。そんな中を、わたしはまた仲間の皆とたゆむことなく平和への道を歩み続けてゆきたいと思う。

そもそも本書ができたのも、職場や周辺での多くの仲間たちが陰になり日向となって、ともすれば折れかねないわたしの講演や執筆を、さらにいえば診療活動や生き方を、支えてくれたためである。いちいち名前を挙げることはしないが、ここに心から感謝したい。またこの面倒な企画に、相も変わらず骨折ってくださった筑摩書房の山野浩一さんと、そして最後にわたしの家族にも感謝を捧げたい。

森山公夫 もりやま・きみお

一九三四年長野県生まれ。東京大学医学部卒業。東京大学医学部精神神経科講師、陽和病院院長を経て、現在、陽和病院名誉院長。かねてより、精神の病とは、過労や不眠が進行し、心が閉ざされてゆく先の状態であり、自己が身体と乖離し、〈今・ここ〉に生きることを消失した状態であると捉え、汎精神疾患論を展開しつづけている。著書に『現代精神医学解体の論理』『狂気の軌跡』（ともに岩崎学術出版社）、『心と〝やまい〟』（三一書房）、『和解と精神医学』（筑摩書房）、『統合失調症』（ちくま新書）ほか。

筑摩選書 0090

躁《そう》と鬱《うつ》

二〇一四年五月一五日　初版第一刷発行

著　者　森山公夫《もりやまきみお》

発行者　熊沢敏之

発行所　株式会社筑摩書房
東京都台東区蔵前二-五-三　郵便番号 一一一-八七五五
振替　〇〇一六〇-八-四一二三

装幀者　神田昇和

印刷 製本　中央精版印刷株式会社

乱丁・落丁本の場合は左記宛にご送付ください。

送料小社負担でお取り替えいたします。

ご注文、お問い合わせも左記へお願いいたします。

筑摩書房サービスセンター
さいたま市北区櫛引町二-六〇四　〒三三一-八五〇七　電話 〇四八-六五一-〇〇五三

 ISBN978-4-480-01598-3 C0311

筑摩選書
0011

現代思想のコミュニケーション的転回

高田明典

現代思想は「四つの転回」でわかる！「モノ」から「コミュニケーション」へ、「わたし」から「みんな」へと至った現代思想の達成と使い方を提示する。

筑摩選書
0014

瞬間を生きる哲学
〈今ここ〉に佇む技法

古東哲明

私たちは、いつも先のことばかり考えて生きている。だが、本当に大切なのは、今この瞬間の充溢なのではないだろうか。刹那に存在のかがやきを見出す哲学。

筑摩選書
0016

最後の吉本隆明

勢古浩爾

「戦後最大の思想家」「思想界の巨人」と冠される吉本隆明。その吉本がこだわった「最後の親鸞」の思考に倣い、「最後の吉本隆明」の思想の本質を追究する。

筑摩選書
0018

内臓の発見
西洋美術における身体とイメージ

小池寿子

中世後期、千年の時を超えて解剖学が復活した。人体内部という世界の発見は、人間精神に何をもたらしたか。身体をめぐって理性と狂気が交錯する時代を逍遥する。

筑摩選書
0019

シック・マザー
心を病んだ母親とその子どもたち

岡田尊司

子どもの心や発達の問題とみなされる事象の背後に、母親の病が隠されていた！　精神医学の立場から「機能不全に陥った母とその子」の現実を検証、克服の道を探る。

筑摩選書 0020

利他的な遺伝子
ヒトにモラルはあるか

柳澤嘉一郎

遺伝子は本当に「利己的」なのか。他人のために生命さえ投げ出すような利他的な行動や感情は、なぜ生まれるのか。ヒトという生きものの本質に迫る進化エッセイ。

筑摩選書 0030

公共哲学からの応答
3・11の衝撃の後で

山脇直司

3・11の出来事は、善き公正な社会を追求する公共哲学という学問にも様々な問いを突きつけることとなった。その問題群に応えながら、今後の議論への途を開く。

筑摩選書 0031

日本の伏流
時評に歴史と文化を刻む

伊東光晴

通貨危機、政権交代、大震災・原発事故を経ても、日本は変わらない。現在の閉塞状況は、いつ、いかにして始まったのか。変動著しい時代の深層を経済学の泰斗が斬る!

筑摩選書 0035

生老病死の図像学
仏教説話画を読む

加須屋誠

仏教の教理を絵で伝える説話画をイコノロジーの手法で読み解くと、中世日本人の死生観が浮かび上がる。生活史・民俗史をも視野に入れた日本美術史の画期的論考。

筑摩選書 0037

主体性は教えられるか

岩田健太郎

主体的でないと言われる日本人。それはなぜか。この国の学校教育が主体性を涵養するようにはできていないのではないか。医学教育をケーススタディとして考える。

筑摩選書
0038

救いとは何か

森岡正博
山折哲雄

この時代の生と死について、救いについて、人間の幸福について、信仰をもつ宗教学者と、宗教をもたない哲学者が鋭く言葉を交わした、比類なき思考の記録。

筑摩選書
0040

100のモノが語る世界の歴史1
文明の誕生

N・マクレガー
東郷えりか 訳

大英博物館が所蔵する古今東西の名品を精選。遺されたモノに刻まれた人類の記憶を読み解き、今日までの文明の歩みを辿る。新たな世界史へ挑む壮大なプロジェクト。

筑摩選書
0041

100のモノが語る世界の歴史2
帝国の興亡

N・マクレガー
東郷えりか 訳

紀元前後、人類は帝国の時代を迎える。多くの文明が姿を消し、遺された物だけが声なき者らの声を伝える——。大英博物館とBBCによる世界史プロジェクト第2巻。

筑摩選書
0042

100のモノが語る世界の歴史3
近代への道

N・マクレガー
東郷えりか 訳

すべての大陸が出会い、発展と数々の悲劇の末にわれわれ人類がたどりついた「近代」とは何だったのか——。大英博物館とBBCによる世界史プロジェクト完結篇。

筑摩選書
0043

悪の哲学
中国哲学の想像力

中島隆博

孔子や孟子、荘子など中国の思想家たちは「悪」について、どのように考えてきたのか。現代にも通じるこの問題と格闘した先人の思考を、斬新な視座から読み解く。

筑摩選書 0044

さまよえる自己
ポストモダンの精神病理

内海 健

「自己」が最も輝いていた近代が終焉した今、時代を映す精神の病態とはなにか。臨床を起点に心や意識の起源に遡り、主体を喪失した現代の病理性を解明する。

筑摩選書 0046

寅さんとイエス

米田彰男

イエスの風貌とユーモアは寅さんに類似している。聖書学の成果に「男はつらいよ」の精緻な読みこみを重ね合わせ、現代に求められている聖なる無用性の根源に迫る。

筑摩選書 0048

宮沢賢治の世界

吉本隆明

著者が青年期から強い影響を受けてきた宮沢賢治について、機会あるごとに生の声で語り続けてきた三十数年に及ぶ講演のすべてを収録した貴重な一冊。全十一章。

筑摩選書 0049

身体の時間
〈今〉を生きるための精神病理学

野間俊一

加速する現代社会、時間は細切れになって希薄化し、心身に負荷をかける。新型うつや発達障害、解離などの臨床例を検証、生命性を回復するための叡智を探りだす。

筑摩選書 0056

哲学で何をするのか
文化と私の「現実」から

貫 成人

哲学は、現実をとらえるための最高の道具である。私たちが一見自明に思っている「文化」のあり方、「私」の存在を徹底して問い直す。新しいタイプの哲学入門。

筑摩選書
0060

近代という教養
文学が背負った課題

石原千秋

日本の文学にとって近代とは何だったのか？　文学が背負わされた重い課題を捉えなおし、現在にも生きる「教養」の源泉を、時代との格闘の跡にたどる。

筑摩選書
0064

トラウマ後　成長と回復
心の傷を超えるための6つのステップ

S・ジョゼフ
北川知子 訳

病いのように見られてきた「心の傷」が、人に成長をもたらす鍵になる。トラウマの見方を変え、新たな人生を手にするための方法とは。第一人者が説く新しい心理学。

筑摩選書
0068

「魂」の思想史
近代の異端者とともに

酒井健

合理主義や功利主義に彩られた近代。時代の趨勢に反し、魂の声に魅き込まれた人々がいる。彼らの思索の跡は我々に何を語るのか。生の息吹に溢れる異色の思想史。

筑摩選書
0070

社会心理学講義
〈閉ざされた社会〉と〈開かれた社会〉

小坂井敏晶

社会心理学とはどのような学問なのか。本書では、社会を支える「同一性と変化」の原理を軸にこの学の発想と意義を伝える。人間理解への示唆に満ちた渾身の講義。

筑摩選書
0071

一神教の起源
旧約聖書の「神」はどこから来たのか

山我哲雄

ヤハウェのみを神とし、他の神を否定する唯一神観。この観念が、古代イスラエルにおいていかにして生じたのかを、信仰上の「革命」として鮮やかに描き出す。

筑摩選書
0078

紅白歌合戦と日本人

太田省一

誰もが認める国民的番組、紅白歌合戦。今なお40%台の視聴率を誇るこの番組の変遷を、興味深い逸話を交えつつ論じ、日本人とは何かを浮き彫りにする渾身作!

筑摩選書
0079

脳の病気のすべて
頭痛、めまい、しびれから脳卒中まで

角南典生

脳の病気は「自分には関係ない」と考えがち。そう思わせているのも脳です。気付きにくい自覚症状から病院や検査の使い方まで、いざという時に必須の基礎知識。

筑摩選書
0081

生きているとはどういうことか

池田清彦

生物はしたたかで、案外いい加減。物理時間に載らない「生きもののルール」とは何か。発生、進化、免疫、性、老化と死といった生命現象から、生物の本質に迫る。

筑摩選書
0084

死と復活
「狂気の母」の図像から読むキリスト教

池上英洋

「狂気の母」という凄惨な図像に読み取れる死と再生の思想。それがなぜ育まれ、絵画、史料、聖書でどのように描かれたか、キリスト教文化の深層に迫る。

筑摩選書
0085

うつ病治療の基礎知識

加藤忠史

社会生活に甚大な影響を与える精神疾患、「うつ病」。診断と治療について関係者が知っておくべき知識を網羅した本書は、現在望みうる最良のガイドである。